月經週期
斷食療法
Fast *Like a* Girl

敏迪・佩爾茲（Mindy Pelz） 著作

郭珍琪 翻譯

晨星出版

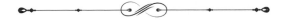

致我的重置社群勇者們：

感謝你們與我分享你們的療癒故事。

你們的聲音被聽見了，你們被看見了，

你們的力量無遠弗屆，我們將攜手被世界看見。

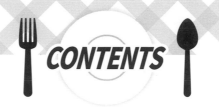

CONTENTS

關於本書

當談到我的荷爾蒙故事，我甚至不知該從何談起。我在 10 歲時進入青春期，13 歲時就開始巡迴演出。每到月經週期，我都會經歷劇烈疼痛、大量出血和許多發炎的情況，身體的每個部位都會腫脹，包括聲帶，以至於我多次就醫並取消演出。在 20 多歲時，我的婦科醫生建議我連續服用口服避孕藥，我沒有服用避孕藥盒中 7 天的安慰劑，而是接著再服用新的一盒避孕藥。沒有月經就意味著沒有發炎，也不用取消演出，在當時這看起來是個不錯的主意。

然後有一天，在抑制將近 20 年的自然週期後，我的身體決定要回到自己的節奏。那時，我經歷很多靈性成長，這使我能夠傾聽自己的直覺和卵巢的聲音。它們告訴我，是時候面對這些年來我一直逃避的事情，讓身體表達自己的需要。有趣的是，我的身體在 2019 年 12 月做出這個決定，就在我們因疫情爆發而回家靜養的 3 個月前。所有那些年來我擔心的事情——失去生計——即將發生了，但不是以我預期的方式。我想我的身體和靈魂預知即將發生的事，並且知道，如果我想要，我可以回到「自己的家」，在某種程度上這有雙關語的意味。

自從讓身體回歸自然週期之後，回歸本能節奏的旅程有時感覺就像是在沒有麻醉的情況下拔牙，但這非常重要，為了探索我的女性力量讓我全然勇於發聲展現自己。

你可能認為，作為天生充滿音樂細胞的女人，節奏和流動對我來說應該很容易，但為了跟上父權制度下不斷的演出和成就，我與最重要的身體與生俱來的自然節奏失去連結。我敢說，大多數人都有同感，我們的身體，我們的靈魂，正在對我們低語，甚至可能尖叫，要求我們「回家」。對於一些人來說，比如我，回家不僅是返家，更像是第一次回到最真實的自我中心。

有一天，我行駛在南加州的101號高速公路上，沿途收聽一個播客節目，在播客中我聽到敏迪‧佩爾茲（Mindy Pelz）醫生與其他3名醫生正在討論生活在這個艱困時期的健康和保健問題。她的某種能量吸引了我，她充滿熱情、智慧、風趣、以心為本，看起來真誠富有愛心，我的內心有一個小聲音：「你一定要見她。」但在那一刻我不知道為什麼。

所以，我閱讀《更年期修復》（The Menopause Reset）。作為一名40歲的女性，如果不是即將進入更年期，就是已經進入更年期，雖然我很不情願，但我卻開始思考如何度過從「黃金期」到每個人都掛在嘴上的痛苦轉變期。在這個階段，你很容易發火、出現熱潮紅、失去理智。我不想我的40歲這樣過，但是當我被告知這是幾乎所有女性的經歷，我怎麼可能避免的了？

作為一位「名人」，我承認有很多時候「典型的經歷」並不適用於我的生活（特別是在熱門的餐廳訂位），但人類的老化和女性身體的變化則無可避免。

我一直很照顧自己的身體，但在過去幾年中，我發現我的體力大不如前。我有腦霧的狀況，發現自己在溝通時要尋找詞彙，忘記走進房間的原因。在過去的十年裡，我還有嚴重的焦慮和抑鬱症，因此我開始服用藥物，尋求正念以及任何適用的替代療法。儘管如此，我還是覺得自己在尋找健康問題的根源上打轉，找不到明確的解決方案，而敏迪醫生在書中的資訊證實了我的懷疑。

我非常幸運能與敏迪醫生進行一對一諮詢，她花了無數的時間教導我，也是這本書的內容。我認為這些資訊應該從女性進入青春期就開始學習。現在是時候重新審視自己，透過知識賦予我們心靈的力量，在健康方面我們不再受外界任何事物或任何人的擺佈。

若你想知道閱讀這本書會得到什麼好處，**答案是：你即將發現美麗女性體內的治癒力量。**你將學習所有必要的工具，從最原始、本能所在——你的身體和靈魂，啟動你的自癒力、喜悅和創造力。

遇到敏迪醫生之前，我不確定是否真的相信自己的身體有自行療癒的能力。但我現在深信不疑，無論你面臨什麼挑戰，治癒是可能的，但不會在一夜之間發生，它需要你不斷學習——你現在正勇敢踏上這個旅程——再加上對身體獨特需求的愛、尊重和關注的精神。我相信你一定可以成功，敏迪醫生也毫無疑問的相信你。

我不知道你是否有相同的經歷，但當我還是個小女孩時，有人經常對我說這些話：「**跑步不要像女孩一樣**」、「**丟球不要像女孩一樣**」和「**你打球像個女孩一樣**」。彷彿作為一個女孩或做任何事「像女孩一樣」是一件「壞事」或「不對」的。**我真希望當時小女孩的我早點知道，作為一個女孩擁有的超能力！**事實上，她現在確實變成一個很有力量的女人！

這個女人知道她的女性身份是神聖的；她能施展魔法，幫助自己療癒；甚至可以幫助周圍的世界療癒。我祈禱每位閱讀這本書的女性都能認識到，「像女孩一樣」的方式做事——尤其是學習如何培養我們的原始本能——是通往自由之路，也是身為女性的我們協助將天堂帶來人間的方式。

黎安‧萊姆絲 (LeAnn Rimes)

葛萊美獲獎歌手和詞曲作者／探索者、為真理發聲、神秘主義者、非凡之人 2022

∽ 女人 ∽

你的生理節奏天生具有巨大的力量，因為我們本身就是大自然。我們就像大自然一樣，創造生命並依循自然的節奏，你最真實的本能深深明白這一點。

∽ 女人 ∽

我們的任務是記住、剝除社會教條和干預所帶來的層層包袱、擺脫那種「乖乖女」的形象，回歸到我們最自然的本質和節奏。每一次高潮的喜悅，每一聲原始的尖叫，每一次本能的直覺，每一次深刻悲傷和痛苦的釋放，每一次臣服於休息的時刻，舊事物的蛻變，我們每一分的創造力都應該被允許、被尊重，並視為神聖的一刻。

∽ 女人 ∽

你是神聖的。不僅在你最閃亮的時刻，也在你的黑暗時刻。你最大的力量在於順著你的節奏流動，臣服於大自然、你的天性。因為最終大自然總是贏家，我們的選擇只是在於是否選擇助她一臂之力。

——黎安・萊姆絲 (LeAnn Rimes)

導言

　　我們從未如此迫切需要一個新的健康典範。在過去的幾十年，阿茲海默症、癌症、糖尿病、不孕症、心血管疾病、自體免疫性疾病、情緒障礙，甚至慢性疼痛等疾病都急劇增加。這種激增最令人沮喪的是，大都是發生在女性身上，但得到的解決方案仍然是千篇一律，很少考慮到她們的荷爾蒙需求，這讓她們感到被忽視、求助無門，最重要的是她們依然疾病纏身。

　　我對這種情況感同深受，因為我深陷其中。19歲時，我為持續疲勞所苦——這種疲憊感讓我無法完成最簡單的日常事務。當大多數人在思考未來的職業動向時，我卻在尋找各種打起精神的方法，甚至連起床都有困難。在尋找答案的過程中，我坐在世界頂尖醫生的辦公室裡，他診斷我患有慢性疲勞症候群，這是一種至今仍然未有明確治療方法這個病症。他告訴我，我需要數年的時間才能從這種嚴重的狀態恢復正常，並建議我休學，接受試驗性的藥物治療，希望我的身體能夠康復。當時，我是一名獲得獎學金的運動員，教練們一直在催促我盡快重返網球場，我沒有時間可以蹉跎。

　　我們都有這樣的時刻，當我們回顧過去意識到，原來生命在那一瞬間永遠改變了，那天我坐在醫生的辦公室裡就是這種感覺。就像數百萬女性從醫生那裡聽到令人沮喪的預後一樣，我難以置信。然而，我的內心的聲音不斷告訴我還有其他的方法。我才20歲，身體怎麼會崩潰呢？如果最好的慢性疲勞醫生都無法幫我，我該如何找到出路？這段黑暗的時刻教會我重要的一課，我一直謹記在心：當你的健康狀況每況愈下，你只需要一個相信你並帶給你希望的人就夠了。對我來說，那個人就是我媽媽。她對醫生的建議感到沮喪，立即開車送我去看另一位整合醫學的醫生。那是1989年，當時要找一位採用更自然療法的醫生幾乎是不可能，而他給我的第一個建議？**改變飲食習慣**。他向我解釋為何並非所有的食物都一樣：有些食物可以促進健康，有些食物則會消耗體力，我一直在吃那些讓我精疲力盡的食物，他立即讓我採取一種與當今廣受歡迎的生酮飲食相像的飲食方式。

在遵循他的飲食建議3週內，我能明顯感覺到體內某種轉變。我的體力不僅恢復，而且我的大腦很清晰，減重也毫不費力，數月來的抑鬱陰霾一夜之間消失，我真的覺得好像有人給我奇蹟般的治療，但我所做的只是改變飲食。

為什麼我的身體對這些飲食改變的反應這麼好？光是改變飲食的選擇就點燃了何種治癒力量？為什麼這兩位醫生對我恢復健康之路有如此截然不同的看法？我對我的身體這麼快就對新飲食做出反應感到驚訝，促使我想了解我的身體還能透過食物的力量達到什麼成效。然而，這也讓我好奇有多少人被告知類似的悲觀預後，卻從未被告知食物對身體自癒力的影響。這次的經歷激發我內心的渴望，希望幫助其他人了解像是食物如此簡單的事就能對他們的健康產生影響。

從那時開始，我研究並幾乎嘗試每一種新興的流行飲食，你能說出的新飲食趨勢，我都試過了。在過去的25年裡，我在健康領域中與數千名患者共同努力，幫助他們發現飲食與何時進食對健康的重要性。所有的研究告訴我，人類因不當的飲食選擇而受苦，比以往任何時刻都還有明顯。最近，美國疾病控制與預防中心公布，60%的美國人患有一種慢性疾病，40%的人患有兩種或兩種以上慢性疾病，我們在醫療保健上花費數兆美元，其中有90%用於治療這些慢性疾病。為什麼我們這麼不健康？在過去的30年裡，究竟發生什麼變化，讓我們陷入慢性疾病的困境？當你審視許多慢性疾病的根本原因，你會發現一個共同點：**新陳代謝下降的健康問題**。

　　與新陳代謝相關的健康問題通常被稱為代謝症候群，近年來受到媒體的大量關注。代謝健康一詞通常用來指一個人在不使用藥物的情況下，身體正常調節血糖、血壓和膽固醇的能力。代謝健康狀況不佳不僅會導致慢性疾病，還會損害你的免疫系統。或許最令人震驚的是——在我們的文化中，我們已將這種情況視為常態。許多顯示代謝健康下降的徵兆通常被醫生貼上「老化」、「遺傳」或「不可避免」的標籤。代謝健康明顯出現問題的跡象為：血糖、三酸甘油脂、低密度脂蛋白（LDL）膽固醇、血壓等偏高或腰圍不斷增加，這些表示你的新陳代謝出了問題。新陳代謝失調中經常被忽略的典型症狀就是不吃東西不行，這被稱為低血糖，但聰明的身體有一個儲備能量系統，可以在沒有食物的情況下啟動，為你提供能量、保持思維清晰，幫助你度過難關，直到下一次進食。如果你無法在4個小時以上的時間內不進食，那麼是時候要調整你的新陳代謝了。

　　2018年，北卡羅來納大學教堂山分校的一項研究指出，代謝健康的美國人只有12%，不僅是美國如此：目前全世界肥胖的人口有超過8億。據《英國醫學雜誌》報導，在許多國家，肥胖造成的死亡人數比吸菸還要多[註1]。最令人擔憂的是，肥胖人口增長最快的族群是兒童。預計在未來十年內，兒童肥胖人口將增加60%，到2030年將達到2.5億人；到2025年，與肥胖增加相關的醫療費用預計將超過1萬億美元。《柳葉刀》等著名醫學雜誌甚至宣稱，由於代謝疾病與COVID-19惡化結果之間密切的相關性，在後疫情時代，全球更要將代謝健康問題列為首要關注的焦點[註2]。然而，我們目前在預防和治療肥胖等代謝問題的努力明顯不足，我們需要改變解決這個日益嚴重問題的方法。代謝健康狀況不佳不僅是體重或實驗室數據升高，而是一個身處危機的人。每一個健康危機不只會影響個人，還會影響整個家庭、社群，正如來自疫情的教訓，甚至會影響整個世界，我們都會陷入這場新陳代謝的風暴。

　　儘管我們目前的新陳代謝狀況可能不樂觀，但仍有一條明確的出路。這是一條不需要花費時間和金錢的道路。它有科學依據，任何人、任何地點、任何時間都可以實行，這個工具就是斷食。儘管斷食並非新的健康概念，但近年來人們發現斷食是恢復健康的最快途徑。在我透過營養幫助患者改善健康的過程中，我偶然發現多項研究證明斷食的功效。我非常熱衷於科學關於身體如何在斷食狀態下康復的發現，因此我將斷食納入每位患者的治療計畫中，結果令人震驚。我從未見過身體只是透過調整像進食這麼簡單的事就能迅速痊癒。這讓我不禁思考，如果斷食對我的患者如此有效，這是否適用於每個人呢？

　　在我25年的執業生涯中，我不斷看到人們在試圖康復時遇到的兩大障礙：時間和金錢，而斷食則能同時解決這兩個問題。我對這種再次興起的古老健康工具和親身見證的結果非常著迷，因此決定在我的YouTube頻道上教授斷食的科學。我很快發現很多人，尤其是女性，也渴望學習如何有效地進行斷食。經過三年上傳900部影片後，我站在第一線，見證一股新興的健康趨勢，患者和醫生都迫切希望了解更多信息。自從我教授斷食以來，已有數10萬個康復的故事在我的頻道上分享，顯而易見的是，人們愛上斷食所帶來的結果。

　　你很快會發現，有關斷食的研究也令人印象深刻。《新英格蘭醫學期刊》、《細胞代謝》、《自然》和《英國醫學期刊》等受人尊敬的科學期刊不斷發表新證據，證明斷食為何如此有效。這些論文顯示斷食在各方面有助於代謝健康，從減肥和高血壓到胰島素阻抗、發炎和降低膽固醇。我們還有科學證據指出，斷食可以修復腸道微生物基因體，改善失智症和阿茲海默症等神經退化性疾病，重新啟動失衡的免疫系統，並可以增強多巴胺、血清素和GABA等幸福神經傳導物質。

　　雖然科學證據明確表明斷食具有療效，但仍然存在一個巨大的盲點：**一體適用的斷食方法效果不彰，尤其是對女性而言**。儘管越來越多的人將間歇性斷食納入他們的生活方式是一件令人興奮的事，但也浮現出三個至今仍無法解決的關鍵問題。

　　第一個問題是，**斷食的時間要多久？**間歇性斷食通常被認為是13至15小時內不進食。然而，許多人都遵循16：8斷食法：16小時斷食和8小時進食交替進行。與此同時，最著名的斷食研究之一指出，連續3天斷食可以殺死癌前病變細胞並重新啟動整個免疫系統。隨著這些科學文章變得越來越主流，斷食也越來越普遍，人們對於斷食應該持續多長時間提出各種不同的觀點。這使得許多人極為困惑，無法確定自己應該斷食多久、是否應該每天斷食，以及方法是否正確。當你在斷食過程中健康好轉了，你會想延長斷食的時間，但越長越好嗎？這通常沒有明確的答案。

　　第二個問題是，**哪些食物最適合斷食？**許多人非常熱愛斷食，卻忽略了食物本身也具有療效。然而，正是飽餐和斷食之間的節奏變化促進新陳代謝改變。斷食專家主要關注斷食期間的治癒作用，而斷食者則對進食的食物療效一無所知。這是一個挑戰，因為許多人仍在食用富含化學物質、糖和導致發炎脂肪的西方標準飲食。儘管這聽起來似乎很矛盾，但斷食主題中不應該排除食物。當合適的食物搭配斷食，奇蹟就會發生，特別是對女性而言。

接下來第三個也是最重要的問題：**女性的斷食法是否要與男性不同？**這是關鍵性問題，因為女性受到每月和更年期荷爾蒙波動的影響很大。由於我們的性荷爾蒙（雌激素、黃體素和睪固酮）很複雜，我們更要關注可能會隨著壓力、運動、食物甚至斷食而激增的皮質醇和胰島素。當我們透過斷食來啟動新陳代謝，我們需要配合荷爾蒙的波動。儘管男性也受到荷爾蒙影響，但他們的荷爾蒙對皮質醇和胰島素飆升並不那麼敏感。然而，對於女性來說，若要充分達到斷食對健康的好處，她需要知道何時以及如何根據荷爾蒙週期來啟動新陳代謝。

但是就像許多醫療保健一樣，女性的需求經常被忽略。許多斷食書籍都是一體通用的斷食法，這為女性帶來更多的問題而非解方。播客、社交媒體貼文和部落格都在討論女性需要有不同的斷食法，但真正教導女性如何進行不同的斷食法的資源卻非常有限。這是一個巨大的挑戰，如果女性決定開始斷食的生活方式，卻完全沒有配合月經週期，那麼她可能會出現一些不適的症狀，如掉髮、皮疹、焦慮、月經週期失調、甲狀腺問題和睡眠問題。當女性學會如何根據自己獨特的身體進行斷食，這些症狀都可以避免。如果斷食進行順利，斷食可以解決女性面臨的許多問題，對於那些可能停經但仍然有荷爾蒙需求的更年期女性來說也是如此。我們應該找出適合女性的斷食生活方式，尋求透過斷食以解決荷爾蒙狀況的女性不計其數。患有多囊性卵巢症候群（PCOS）的女性、使用子宮內避孕器但幾乎沒有月經週期的女性，以及數百萬不孕症的女性——這些女性都需要根據自己的特定需求進行斷食，她們需要相關的資源來指導她們。

為了貢獻一己之力，我開始在YouTube頻道上教授斷食的複雜性以及如何根據荷爾蒙需求規劃斷食生活方式。我設計了6種不同的斷食方式（長度從13到72小時不等）和2種不同的飲食計畫（我稱之為益菌生酮飲食和荷爾蒙飽餐飲食），可以根據女性的月經週期進行調整。我還自創一個名為「斷食週期」的工具，讓女性可以選擇配合其月經週期的正確斷食時間和食物風格。對於不管有沒有月經週期的女性，例如更年期女性或進行避孕流量很少的女性，我自創一個按部就班的「30天斷食重置方案」（30-Day Fasting Reset）。根據她們的荷爾蒙平衡需求和代謝健康狀況，調整斷食的時間長度和食物的選擇。這些女性教會我一件事，那就是一旦她們知道如何根據自己的月經週期建立斷食生活方式，她們就會全力以赴。

正是這些女性啟發我寫這本書。在這本書中，你會看到經過驗證的策略、針對特定情況的方案、讓斷食變得更容易的訣竅，以及我用來幫助成千上萬像妳一樣的女性用來強健身心的斷食工具。我將這本書分為三個部分，從斷食和代謝轉換的科學原理開始，了解斷食的原理是成功的關鍵。在第一部分，我會讓你大致了解荷爾蒙如何運作，這是你在13歲時就應該學習的課程，我很高興現在能夠讓你知道。將斷食科學與荷爾蒙的魔力結合起來是斷食成功的關鍵；在第二部分，我將深入探討飲食原則，讓你的新陳代謝不再遲滯；這個部分的營養可能很複雜，我會以簡單明瞭的方式讓你了解。我也會介紹兩種飲食法——益菌生酮和荷爾蒙飽餐法——以配合斷食飲食方式。你還會學習如何使用斷食週期將不同長度的斷食與月經週期同步。

最後，在第三部分，你將學習如何根據你的生活規劃斷食，包括「30天斷食重置方案」，或是克服某種症狀時適用的特定方案，以及使斷食更容易的技巧。其中我最喜歡傳授的概念之一：如何復食（打破斷食），也會納入本章節。無論你在斷食過程中的哪一個階段，我知道你在本書都可以找到幫助你改善健康狀況的資訊。

就像多年前母親是我希望的燈塔一樣，我期待這本書能成為你在學習斷食並重新掌握自己健康的指引明燈。這本書將正確指引你實現這個目標，長期以來，醫學界忽略女性的需求，我很高興能與你分享斷食為每個人帶來的希望。

第一部

科學篇

第 一 章

· · · · · · · ·

錯不在於你

你的身體是一台近乎完美的機器，它由超過30兆個細胞組成，像一個團隊分工合作以確保你可以苗壯成長。每個細胞就像一座小工廠，透過燃燒脂肪、代謝葡萄糖和製造抗氧化劑來產生能量。這些細胞知道何時提供能量，讓你執行任務；以及何時放慢節奏，讓你可以休息。當你進食時，它們會吸收你提供的營養素，利用這些養分執行必要的任務，讓你保持在最佳的狀態。如果沒有食物可利用，它們會轉為使用替代燃料來源，以確保你有足夠的力量和清醒的頭腦繼續運作。當這些細胞外部的受體感受到血液中循環的荷爾蒙，它們會打開通道讓這些荷爾蒙進入。它們可以快速適應任何你遇到的身體、化學或情緒的影響。這一切相當驚人，對吧？

重點來了：它們需要你的支持。它們需要某些營養素才能正常運作，例如優質脂肪、胺基酸、維生素和礦物質。當得不到完善的支持，它們就無法克盡己職，這就是為何時尚飲食往往效果不彰。大多數速成的飲食方案不利於細胞的設計，因此難以達到持久的結果，而且還會引發許多健康問題，進一步加速老化並為慢性疾病埋下伏筆。在本章，我要介紹5種讓你踏上「冤枉路」的飲食習慣，你可以隨時可以修正，**我稱這些為「五大失策」：限制卡路里、劣質的食物、皮質醇持續激增、接觸有毒物質和一體適用的策略。一**

旦你了解這五種飲食法失敗的原因，你會發現原來自己的健康就像雲霄飛車一樣，驚險萬分起伏不定。盲從大多數的飲食方案使你與身體的設計脫節，讓你陷入沮喪、自我懷疑和不信任身體的窘困。這種飲食狂熱需要停止，當你擺脫這種飲食文化的束縛，了解神奇身體的天生設計，落實全新的健康生活模式，與這個你所擁有不可思議的女性身體共同合作，你想要的結果就會發生。

在我開始進入具體細節之前，我要你先讚賞自己。我知道你看到朋友透過時尚飲食成功達到目標，你試圖仿效他們，卻發現事與願違。我知道當你去看醫生，想找出健康問題的答案時，卻被告知你要降低BMI（身體質量指數），使你尷尬且沮喪。我知道一體適用的藥物解決方案對你無效，你感到精疲力盡。我能體會你在健身房花時間鍛鍊自己，試圖改善健康，但成效甚微，這不禁讓你懷疑自己是否有問題。現在，你可以拋開這些信念，它們無益於你即將踏上的全新健康之旅。

當你放下內疚和羞愧感的同時，也要知道自己並不孤單，太多女性和你有同樣的感覺。根據美國疾病控制與預防中心（CDC）的數據，21歲及以上的女性中，有41%的人超重或肥胖；45%的人患有高血壓；其中每2位女性就有1人會在一生中罹患癌症；每5位女性中就有1人會患阿茲海默症；每9位女性中就有1人會患第二型糖尿病；每8位女性中就有1人會出現甲狀腺問題；80%的自體免疫性疾病發生在女性身上[註1]。作為一個群體，我們正在受苦。這些人是我們的姐妹、母親、祖母、阿姨、朋友、同事、老闆和社區領袖。我們是家庭和社區的守護者，正當世界需要我們全力以赴的時刻，我們卻要努力面對健康欠佳的狀況，感覺被醫生忽視，並努力尋找解答以重新獲得力量。當你能夠原諒自己過去的徒勞無功，治癒就開始了。當你閱讀以下這「五大失策」，你會恍然大悟過去的飲食計畫未能成功的原因很可能錯不在於你。你要放下任何挫敗感、被貼上可怕標籤的診斷，或者在人生道路上累積的限制性信念。放下這些負面的信念將有助於你踏入這個全新更健康的人生階段。

五大失策

#1 限制卡路里飲食

如果我能將你腦海其中的一個迷思連根拔起，那就是計算卡路里可以讓你保持苗條的信念。你一直被告知少吃多運動就能維持健康的身心，我們將這種飲食法稱為「卡路里進出派」，這是最難以成功的永久減肥法之一。

為什麼呢？每次你少吃多運動，你的代謝設定點就會改變。你的設定點是身體會偏好在某個卡路里範圍內維持體重。舊學派認為這個設定點取決於基因，幸運的人的設定點較高，不幸的人的設定點則較低，但新的證據證明這個理論有誤，事實上，你可以訓練自己的設定點，當你少吃多運動時，就會降低設定點閾值，這就是低熱量飲食讓你失敗的原因。因為每次你降低閾值，你就更難以其他方式進食。當你恢復攝入更多卡路里或減少運動，你很容易復胖，因為你已經超過你的設定點閾值，這真的會讓人抓狂，對吧？

不幸的是，這一直是女性多年以來常用的飲食法。通常，這種方法確實會產生暫時的效果，誘使你一試再試。然而，可悲的是，隨著時間的推移，你的身體會透過增加大腦的飢餓信號並減慢新陳代謝來對抗減少的卡路里。由於身體的設定點改變，因此長期低熱量飲食難以成功。解開你對卡路里限制的信念可能很難，讓我們來看一下有史以來最著名的卡路里限制研究之一：明尼蘇達飢餓實驗（Minnesota Starvation Experiment）。儘管這項實驗的歷史可以追溯到1960年代，但它仍然被認為是迄今關於人體長期處於卡路里限制狀態時所產生在身體、情緒和社會變化中最傑出的研究。在13個月的時間裡，36名男性採取漸進式減少食物攝入量，直到達到每日1,500卡路里的飲食。在實行這種低熱量飲食時，研究人員注意到受試者的身心健康出現一些巨大的變化。

首先，他們開始滿腦子想的都是食物，以至於無法專注於日常任務。他們也變得抑鬱、焦慮、無精打采、擔心健康，不想與人交流，像不像你上次節食的經歷？儘管這聽起來令人憂心，但最令人驚訝的結果是當研究參與者重新獲得食物時所發生的情況。實驗結束後，參與者繼續出現心理健康的問題。他們還迅速復胖，並增加了10%的體重。心理健康狀況不佳和體重增加並不是節食者的夢想，但許多人卻在不知不覺中複製這項研究。從很多層面看來，這項研究證明了卡路里限制對我們健康造成的損害。

#2 劣質的食物選擇

40年前，美國政府向脂肪宣戰。由於擔心脂肪會導致心血管疾病，他們建議人們避免各種脂肪，尤其是飽和脂肪和膽固醇。這項聲明催生了低脂運動，迫使食品工業開發「無脂」食品。然而，在去除脂肪的同時，食品工業面臨一個巨大的障礙——美味。**脂肪讓食物更美味**。因此，食品工業在其產品中用糖和增加化學物質取代脂肪，這導致肥胖率飆升。1960年代，只有不到14%的美國人被認為超重；如今，這個數字已接近40%，預計到2030年，美國的肥胖人口數將高達50%。

當你在產品上看到低脂標籤時，請立即將其放回架上。低脂等同於高糖、劇毒成分，這兩者會迅速使你的體重增加。為什麼這些新潮的低脂食品會讓我們的體重增加？諷刺的是，我們發現過度加工的食品，就像許多時尚飲食中的食品都會產生胰島素阻抗。

胰島素阻抗近來備受關注，主要是因為很多人飽受肥胖和糖尿病之苦。但它究竟是什麼呢？胰島素阻抗是指你的細胞無法成功利用胰島素作為一種荷爾蒙，將食物中的糖分護送到細胞。當你的細胞無法使用葡萄糖作為燃料時，你不僅能量耗盡，而且未使用的葡萄糖會儲存為脂肪。這是代謝症候群的根本原因，代謝症候群被定義為具有以下5項中的3項：肥胖、高血壓、高三酸甘油脂、高血糖或低高密度脂蛋白膽固醇。當報告顯示代謝健康的美國人只占12%時，我們就知道我們有一個集體健康的問題。

讓我們來看看胰島素如何運作。**胰島素是儲存糖分的荷爾蒙。**在你進食後，你的胰腺會釋放這種荷爾蒙，將這一餐的糖分送入細胞。食物中糖分含量越高，胰島素釋放量就越大。持續釋放的胰島素會淹沒你的細胞，壓垮讓荷爾蒙發揮作用的受體點。受體點是我們細胞表層的大門，可以打開讓荷爾蒙進入。湧入大門的胰島素越多，大門就越擁擠，就像大規模的細胞交通堵塞。於是，你的細胞對胰島素失去反應，就像你可能經常要求配偶做家務一樣——你越是要求，他們似乎就越充耳不聞。你的細胞對胰島素也是如此，一旦它們對胰島素不再反應，多餘的胰島素和糖就會被儲存為脂肪，無法協助你管理這種胰島素反應的飲食注定會讓你失敗。

#3 皮質醇持續激增

皮質醇是胰島素的死對頭，你不可能在處於壓力狀態下又同時保持健康。當皮質醇升高時，胰島素也會升高。這是如何運作呢？讓我們回到你可能嘗試過的熱量限制飲食，這些嚴格的飲食習慣往往會產生壓力，導致皮質醇值升高。當你開始減少卡路里攝入量，這使你感到飢餓和煩躁。這種新的焦躁狀態讓你的大腦產生「戰或逃」的反應，你的大腦隨即會釋放皮質醇進入血液，告知身體目前發生危機。身體在收到危機信號後會停止消化、停止脂肪燃燒和提高血糖，讓你在生理上做好面對這種緊張的情況。隨著血糖值升高，胰島素也會升高以滿足新的糖需求。再一次，胰島素激增會衝擊你的細胞，最誇張的是，這一切都發生在你沒有攝入任何一口食物的情況下。

皮質醇反覆升高會影響你的飲食效果。任何你必須持續執行的嚴格飲食很可能會使皮質醇長時間保持在高峰值。但皮質醇飆升並不只限於老闆使你的工作負荷過重，或者你與配偶發生爭執。通常，當你採取嚴格飲食且與你的生活方式難以配合時，皮質醇可能會升高；當你過度運動，迫使身體達到健康狀態時，皮質醇也會升高。我甚至見過一些非常執著於斷食結果的女性，她們斷食的時間越拉越長，因此體內的皮質醇從不間斷。時尚飲食往往忽略皮質醇，但你不太可能長期處於壓力之下又同時改善健康。

況且，你還不用節食就已深陷皮質醇的困擾，因為日常壓力會導致皮質醇激增。我們稱之為「忙碌女性的生活方式」，這是莉比・韋弗（Libby Weaver）博士在她的著作《忙碌女性症候群》（Rushing Woman's Syndrome）自創的術語，因為女性的身體對壓力的波動比男性的身體更敏感。在荷爾蒙上的設計是為了生育，當壓力上升時，這意味著荷爾蒙會大規模關閉。當壓力反應被觸發時，我們的大腦以為有老虎在追我們。在那一刻，它會重組所有的荷爾蒙，以便我們在神經化學上做好逃離老虎的準備。在這種新的荷爾蒙配置下，通常是性荷爾蒙下降而胰島素上升。一旦發生這種情況，無論你的飲食有多好，你在健身房花多少時間，或者你正在進行什麼排毒計畫，你的健康都會受到影響。

你所採用的許多飲食法都無法達到控制皮質醇的目標，在忙碌的生活中同時又採取新的飲食習慣，你可能已經留意到了這一點。

#4 接觸有毒物質

毒素是真的會使你發胖。事實上，這一類新的脂肪誘導化學物質被稱為「肥胖因子」（obesogens）。當這些化學物質大量湧入體內，身體不知該如何分解，因此將它們儲存為脂肪。當你下次照鏡子時，不要再把難以去除的脂肪視為仇敵，重新思考這些脂肪的作用，它並不是要讓你煩惱，只是你的身體不知如何分解食物中的化學物質，因此將其儲存在脂肪中，以免傷害你的重要器官，這是身體為了你的生存而創建的一個優秀系統。

哪些化學物質被視為是「肥胖因子」？這個清單很長，但以下為最可怕的五種：BPA塑料、鄰苯二甲酸酯類（phthalates）、草脫淨（atrazine）、有機錫化合物（organotins）和全氟辛酸（PFOA）。儘管這份清單上的化學物質存在於我們的食物、水、美容產品、清潔產品、炊具，甚至我們的衣服上很常見。但在本書中，我將重點放在食物來源的肥胖因子。**在食物中常見的肥胖因子包括味精（麩胺酸鈉）和大豆分離蛋白粉，這兩者常見於減肥奶昔中**。就像胰島素大量分泌會阻斷細胞外的受體點一樣，肥胖因子也是如此。它們也會阻斷荷爾蒙受體點，使荷爾蒙無法進入細胞發揮作用，這可能會嚴重阻礙從甲狀腺荷爾蒙到胰島素等所有進入細胞的一切，進而導致體重增加、疲勞和情緒穩定等問題。

將這些化學物質排出體外可能是解決各種健康問題的解方，包括減肥困難、甲狀腺問題和自體免疫性疾病。當你停下來閱讀許多減肥食品包裝上的成分時，你會發現它們富含化學物質。不要被這些食品的行銷花招所欺騙，像「純天然」、「低熱量」甚至「生酮友好」這些浮誇宣傳可能會產生嚴重的誤導；貼有此類標籤的食品可能含有肥胖因子。在第六章中，我會分享一份應該避免的成分清單，方便你可以輕鬆避開這些物質。

#5 一體適用的策略

沒有一種飲食法適合每個人，在本書中我將說明這一點，對於女性來說更是如此。我們在生命的不同階段各有不同的荷爾蒙需求，因此我們的飲食需要配合這種起伏。對女性健康造成最大的危害之一，是人們始終以為大家都應該遵循相同的飲食方式。在第六章中，你將學到每種性荷爾蒙都有不同的食物需求。例如，雌激素適合低碳水化合物飲食；黃體素適合稍微高一點的碳水化合物飲食，這意味著你需要改變飲食以配合荷爾蒙的變化。但有多少飲食法做到這一點呢？如果你有生理週期，而大多數的飲食法可能是整個月都以相同的方式進食，那麼這很可能會與你的荷爾蒙需求互相抵觸。如果你是已經停經，荷爾蒙分泌量較低的女性，那麼這些飲食方案將無法為你提供最適合你的年齡的荷爾蒙分泌量，過去你實施的飲食方案往往是基於一種適用於所有人而設計的。

作為女性，認知到這一點令人興奮的是，我們可以有更好的方法來處理我們與飲食的關係，能夠根據我們的月經週期來調整飲食。這本來是我們在青春期開始時，就應該被教導的技能，並且在我們進入更年期進行調整。當今，女性面臨眾多的荷爾蒙問題，如不孕症、乳腺癌和多囊卵巢症候群，通常可以透過學習根據每月的生理週期調整我們的生活方式來緩解。

　　當你開始步入這個新模式，我想指出這種一體適用法破壞我們的另一個部分，那就是比較，特別是女性之間相互的比較。與其試圖創造自己美麗獨特的健康之路，我們反而是觀察其他女性和她們透過飲食獲得的結果，然後假設我們的身體也可以達到同樣的效果。我們往往與另一位女性最亮麗的時刻進行比較以確定自己的價值，這對我們身體的殺傷力與上述的「五大失策」一樣強大。當你學習「月經週期斷食療法」時，請記住，儘管我們同為女性，但這並不代表我們都有相同的生活方式需求。當一個朋友因某種飲食法效果顯著，而我們試圖模仿這些結果時，我們可能會讓自己陷入失敗的困境。因為每個女人都有自己獨特的荷爾蒙之旅，如果我們想擁有健康的身心，找到適合自己的荷爾蒙飲食方式非常重要。

　　至今，飲食遊戲的規則並不利於你的細胞。當你翻閱本書時，我鼓勵你繼續探索這個想法；每個人都有一條專屬於自己的健康之路。如果你曾經懷疑自己內在的力量，**請回到這個基本的真理：你的身體一直在服務你，而不是與你作對**。我明白現在的你可能不這麼認為，但當你學會將生活方式的選擇與你的荷爾蒙同步，你會發現打造健康一點都不難。如果出現症狀或難以克服的健康障礙，你可以問自己：「我的身體試圖告訴我什麼？」我們很容易不斷地向外尋找原因，將健康狀況不佳歸咎於遺傳、醫生、飲食或錯誤的藥物，但這種向外的指責並沒有讓我們變得更健康。作為女性，如果我們想恢復健康，我們就需要從內在開始轉變。

斷食的魔力始於內在的旅程。當你進入下一章，該章節詳細介紹斷食背後的科學原理，請記住，你的身體天生就俱備了自我修復的療癒力。你將了解，你的身體早已擁有一系列自癒反應，例如細胞自噬（autophagy），當你進行斷食，你的身體會利用這些反應。將你的斷食和食物選擇與你的荷爾蒙結合，你會發現從未預料到的健康程度。

這正是我的 YouTube 訂閱者莎拉的心路歷程。醫生告訴她，她即將罹患糖尿病，她應該透過減少卡路里攝入和選擇低脂、無糖食物來減肥。多年來，她一直採取這種策略，結果發現每次嘗試節食，自己的體重都會增加。她對醫生關於她的代謝健康狀況不佳束手無策感到沮喪，於是她轉向 YouTube 來解決自己的健康困擾。（僅憑這一點，你就可以知道許多女性所面臨的挫敗感。）當她深入尋找代謝解決方案時，她偶然發現了我的斷食影片。之前她看到的大部分斷食訊息都來自男性專家，他們聲稱斷食對女性不利。莎拉對我在 YouTube 上教授的原理感到非常興奮，她一遍又一遍地狂看我的影片。她厭倦無能為力的感覺，想要深入了解這些斷食的概念。經過充分的研究後，莎拉踏出第一步，進行「月經週期斷食療法」，建立自己獨特的斷食生活方式。一年之內，她減掉 36 公斤，並且停用 5 種藥物。（她的醫生對此非常讚嘆，想了解她是如何做到的。莎拉將我的頻道連結傳給他，經過深入研究後，他開始鼓勵他的女性患者斷食，推薦我的影片作為學習正確斷食的資源。不久，他的診所中的其他女性也開始得到與莎拉類似的成果。）

你的力量永遠會使你意想不到。從現在開始，你可以踏入新的可能性，這段旅程需要你改變三個觀點，而且都是立即可以轉變的。首先，放下過去，你在節食方面經歷過的任何失敗都已成為過去，原諒自己吧！第二，承諾自己，不會再成為五大節食失策的受害者，它們不再適用於你。第三，將你的心思放在你即將為自己創造的健康新願景，準備好迎接全新的健康模式，它將以多種奇妙的方式為你服務，我非常高興能夠引導你完成這個過程，讓我們開始啟程吧！

第二章

斷食的療癒力

　　數十萬年來，我們以狩獵採集維生的祖先一生都在尋找食物。早在農業或農耕文化出現之前，人類就被迫不自覺地斷食。一旦找到食物，他們就會飽餐一頓，然後又得經歷好幾天的斷食。在飢餓和飽餐之間循環是我們史前祖先的生活方式。因此，許多科學家認為，這些嚴酷的演化條件在人類體內創造了一種新的基因型，這種基因型為身體提供必要的細胞工具以適應斷食和飽餐的循環，稱為「節儉基因」（thrifty gene）假說，它推測這種基因編碼至今仍然存在於我們的體內[註1]。它假設，當我們沒有效仿祖先的「飽餐－飢荒」循環行為，我們的健康就會受到影響。「節儉基因」假說的支持者認為，這是肥胖和糖尿病發病率飆升的關鍵原因，我們目前整天進食而沒有斷食的做法違背了我們天生的基因編碼。

　　回顧歷史，我們可以發現幾個人體在斷食狀態下健康茁壯的例子。儘管是出於靈性原因，但齋戒月斷食是人體適應長時間不進食的最佳例子之一。事實上，一些卓越的斷食研究源自於齋戒月期間對穆斯林社區進行的研究。此外，我們還有證據顯示，在公元前5世紀，現代醫學之父希波克拉底將斷食作為主要的治療工具之一。在人類相信疾病是神的懲罰的時代，希波克拉底大膽宣稱疾病是自然引起的，認為禍首是環境因素、飲食和其他生活習慣。希波克拉底使用的治療方法主要在於增強人體本身對疾病的先天抵抗力，其中一種療法很像間歇性斷食和生酮飲食。「人們應該在空腹時運動，食用的肉要含有脂肪，因為即使少量的脂肪也能帶來飽腹感，而且每天只吃一餐。」他認為這是解決從癲癇到加強對瘟疫的抵抗力等一切問題的解方。[註2]

這是如何運作的？斷食是否已內置在我們的基因中？數千年前的希波克拉底是否早有先見之明？在這個複雜的現代世界，食物是全天候供應，難道斷食是我們早已忘記的關鍵治療工具嗎？當前的科學證明了這個答案是肯定的。在本章，我想解釋一下現代斷食狀態的情況和在這種狀態下啟動的治癒機制，以及科學如何揭示長時間斷食可以開啟我們細胞內更多的治癒開關，從而為女性帶來更多的益處。

最好的起點是了解何謂斷食，並了解你的細胞有兩個燃料系統：糖和脂肪，細胞從中獲取能量以便正常運作。第一個系統為糖燃燒能量系統，當你進食時會被啟動，進食會提高你的血糖值，你的細胞感知到血液中糖的湧入，並使用這種稱為葡萄糖的糖作為它們執行的數千種功能的燃料。當你停止進食時，你的血糖值就會下降。當血液中的葡萄糖緩緩下降時會觸發你的細胞切換到第二個能量系統，稱為生酮能量系統，或者我們稱之為脂肪燃燒系統。就像混合動力汽車從汽油燃料轉換為電力燃料一樣，斷食的好處就在於這個切換的過程。儘管每個人的轉換過程不同，但研究顯示，身體在最後一次進餐後大約需要8小時才能切換到脂肪燃燒系統。

如果你從來就沒有過8小時以上沒有進食的經驗，那麼你可能從未體驗過脂肪燃燒能量系統的治療功效。有史以來關於斷食科學的最全面的分析之一發表於2019年12月的《新英格蘭醫學期刊》

上。[註3] 該篇作者們審查超過85項研究後，宣稱間歇性斷食應該作為肥胖、糖尿病、心血管疾病、神經退化性腦部疾病和癌症的首選治療方法。它還指出，間歇性斷食具有抗衰老的效果，並有助於手術前後的癒合。這一項統合分析強調當我們定期切換代謝開關，進入脂肪燃燒系統時發生的一些關鍵細胞治癒反應。這些細胞治療效益包括：

- 增加酮體
- 提升粒線體抗壓的能力
- 提升抗氧化防禦力
- 提升自噬作用
- 提升DNA修復力
- 降低糖原
- 降低胰島素
- 降低mTOR（哺乳動物標靶的雷帕黴素）
- 降低蛋白合成

大量研究還證明，除了上述細胞變化之外，改善代謝健康最重要的部分是改變進食的時間，而不是改變食物的內容。2018年《營養、健康與老化期刊》（The Journal of Nutrition, Health & Aging）發表的第一篇此類研究指出，肥胖者只要在8小時的進食窗口內進食，並留出16小時的斷食時間，即使吃任何他們想吃的食物，他們的代謝健康也會有顯著的改善[註4]。《細胞代謝》（Cell Metabolism）在2020年發表的研究結果顯示，相同的飲食，在10小時內進食比在14小時內分開進食，其代謝效果更大[註5]。這兩項研究都非常清楚地表明，當你壓縮進食的時間窗口，留出更多的斷食時間，你將會：

- 降低全身脂肪百分比
- 減少內臟脂肪
- 減少腰圍
- 降低血壓
- 降低低密度脂蛋白膽固醇
- 降低糖化血色素（HbA1c）

在現代世界，我們已經習慣整天吃劣質的食物，而這樣的研究帶給我一線希望，因為我們可以扭轉導致許多人健康狀況不佳的代謝損傷。改變我們進食的時間比我們進食的實際食物更加重要。如果我們想改善新陳代謝健康，這可是一個好消息。每個人都可以學習採取這個斷食步驟，斷食不需要時間或財力，而且不必改變飲食來改善代謝結果。光是壓縮進食時間這麼簡單的事情就會產生驚人的效果！這些研究證明了我們的史前祖先在缺乏食物時能夠繁衍生息的好處。你能明白為什麼這麼多人沉迷於斷食嗎？不僅可以從脂肪中燃燒能量、加速減肥、降低血壓、膽固醇和胰島素，而且進入這種脂肪燃燒狀態的次數越多，身體的修復機會就越多。這很像睡眠，當你獲得持續的睡眠，你的身體就有機會比清醒時進行更深層的修復。深度的睡眠是獲得最強大的治療工具之一，斷食也是如此。每次身體進入斷食狀態，你就是給予身體一個治癒的機會。斷食不同於其他節食，這不是一個被剝奪的時刻；而是送給自己的一份禮物，讓你的身體和大腦從現代世界的壓力中康復。

為了讓你深入理解這一切如何運作，我想突顯一些斷食期間身體觸發的主要治療反應。

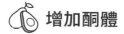 **增加酮體**

　　酮體是血糖下降時肝臟產生的一種有機化合物。當葡萄糖不易獲得時，酮體是細胞的替代燃料來源。出現酮體是身體正在燃燒脂肪能量的指標，少量的酮體在系統中流動具有多種治療效益，並且具有修復的作用，這意味著它們會進入體內某些特定的組織使其再生。具體來說，它們會修復神經組織，這對於大腦中可能發生的任何神經退化性疾病非常有幫助。酮體有助於負責在大腦中傳遞訊息的受損神經元再生，改善你的記憶力和保留新信息的能力，同時提高你的注意力和思維清晰度。

　　酮體也是粒線體（細胞中產生能量的部分）的首選燃料來源。在第三章，我將更深入地探討粒線體的力量，但就酮體而言，如果你的粒線體運作遲緩，無法提供必要的能量讓你火力全開，酮體將重新啟動它們，這是最終極的粒線體重置。這種能量與你進食時感受到的能量有很大的不同，當使用糖的燃料系統時，你往往會感覺到能量的上下波動，然而，酮體的能量則是持久穩定，讓你一整天充滿活力與思緒清晰。

　　酮體的神奇作用不僅在於大腦的修復和提供能量，酮體還會上升到大腦的下視丘並關閉你的飢餓荷爾蒙。這就是為什麼斷食越久，飢餓感就越少的一個重要原因。當你進入斷食狀態，你的大腦會偵測到酮體，**它會利用這些酮體來抑制你的飢餓感。**許多斷食者會趁著這種減輕的飢餓感來延長斷食時間，從而獲得更多的治療效果。酮體的升高還會觸發一種名為GABA（γ-胺基丁酸）的鎮靜性神經傳導物質的釋放。這種神經遞質對你的大腦具有抗焦慮的作用，讓你感覺更輕鬆，即使在不吃任何食物的情況下。

　　對於許多人來說，酮體是他們透過斷食生活方式的目的。當身體產生酮體時，你會感到能量充沛。如果你害怕斷食時的感覺，請記住，一旦你的細胞切換到這種脂肪燃燒的狀態並出現酮體，你的能量和思維清晰度將大大提升。這與你曾經採用的任何飲食完全相反，當你訓練身體產生酮體時，斷食不僅會變得更容易，而且隨著時間的推移，更多的治癒效果也會隨之而來。

提升自噬作用

許多人被細胞自噬作用的過程吸引而進行斷食。當你的細胞在斷食狀態下感受到血糖下降時，這種驚人的修復過程就會啟動。為什麼細胞會有這樣的反應呢？是為了增強抵抗力。在葡萄糖不足的情況下，你的細胞會讓自己變強以應對當下的情況。細胞自噬作用會透過三種方式提高細胞的恢復能力：**排毒、修復和去除患病細胞。**

「細胞自噬」的概念因為日本科學家大隅良典（Yoshinuri Ohsumi）博士於2016年獲得諾貝爾醫學和生理學獎而引起全世界的關注。他的開創性研究顯示，在食物缺乏的情況下，我們的細胞會變得更強而不是更弱。當食物匱乏時，細胞不再向外尋找營養，而是轉為吃掉內部的東西。當你拆解「細胞自噬」這個詞，它的語意就是細胞吃掉自己，大隅良典的研究影響深遠，引發數千項其他的研究跟進，幫助我們了解為何細胞自噬對人體是一種極為必要的療癒狀態。

由於其清除細胞的能力，細胞自噬首次與斷食世界聯繫在一起，被視為類似於排毒的方式。儘管細胞自噬是一種排毒形式，但它只排除細胞內的有機物質。隨著時間的推移，我們的細胞會累積各種受損的細胞、蛋白質、氧化粒子和有害病原體。這種累積導致細胞功能失調。在細胞自噬狀態下，聰明的細胞會將這些失常的部分排除，使細胞再次恢復活力。這種細胞重啟的機制也是為何許多斷食者在進入細胞自噬狀態的次數越多時，就會感覺更年輕、更有活力的一個重要原因。食物會讓你脫離細胞自噬的狀態，而較長時間的斷食則會讓你再次進入這種療癒狀態。

我最喜歡的一份細胞自噬近期研究於 2020 年發表。它研究以細胞自噬作為啟動免疫系統以對抗引發 COVID-19 的冠狀病毒可能帶來的益處。病毒沒有能量系統，因此當它們進入身體時，它們必須利用你的能量系統。如果你的細胞處於糖燃燒狀態，病毒就會進入你的細胞，以糖作為燃料，並獲得能夠快速繁殖的能量。如果病毒進入處於自噬狀態且沒有糖可供消耗的細胞，它就會失去能量和複製能力。像 COVID-19 這種病毒的狡猾之處在於——一旦進入細胞，它就會關閉細胞自噬機制，以便更快複製，然而斷食可以幫助恢復細胞自噬機制，抑制病毒複製的能力。

細胞自噬的另一種排毒作用是清除老舊、磨損的細胞。還記得你的細胞就像擁有許多活動零件的小工廠，全年無休為你服務嗎？沒錯，這些零件可能因過度運作並磨損。一旦發生這種情況，它們就無法有效完成任務。細胞內廢棄的蛋白質和衰老細胞會加速老化過程，抑制你的免疫系統，並消耗你的能量。當你斷食並刺激細胞自噬時，就會觸發細胞去除這些衰退的部分。

儘管細胞自噬這個系統非常出色，但它無法排除一種東西：合成的人造化學物質，如塑料、鄰苯二甲酸酯（phthalates）或全氟烷基和多氟烷基（PFAS），以及其他「永久性化學物質」（之所以如此稱呼是因為它們無法自然分解，永遠存在於環境中）。細胞自噬過程也無法排除鉛或汞等天然存在的重金屬，這些重金屬可能會損害你的大腦和荷爾蒙系統，更不用說破壞你的粒線體。

當你的細胞處於自噬狀態但察覺到有故障的細胞時，它們會啟動細胞死亡，這個過程稱為細胞凋亡。充滿毒素的細胞通常會失控，轉變成癌細胞。破壞這種細胞狀況對你的長期健康至關重要，定期進入細胞自噬狀態不僅有助於建立高效能的細胞，同時還可以清除導致疾病的受損細胞。

細胞自噬的最後一個關鍵特性是修復粒線體的能力，稱為粒線體自噬，這是一種由斷食引發的治癒反應，你的細胞將清除功能失調或受損的粒線體，對抗可能導致一系列常見健康問題的退化和發炎，包括認知障礙、肌肉無力、慢性疲勞和功能障礙，以及聽力、視力、肝臟和胃腸功能受損。[註6]

總結：當你斷食時，你的細胞會進入自噬和生酮狀態，從而創造出一種強大的療癒狀態，使你的身體比你夢寐以求的更好，這就是斷食的神奇之處！

 ## 降低糖原和胰島素儲存量

如果你多年來一直攝入高糖飲食，你的身體必須將所有多餘的糖儲存在某個地方，以一種稱為糖原的形式儲存起來。身體會將多餘的糖分存放在三個主要的部位：肌肉、肝臟和脂肪。想像一下，當你在超市大採購，你的冰箱放不下你買的所有食物，因此你將部分食物放在車庫的冷凍庫。這就是你的身體對過量葡萄糖的反應，它將其作為糖原儲存在脂肪中。一旦廚房裡的食物用完，你就可以去車庫拿取多餘的食物，這就是身體在斷食時所做的事。你強迫它去尋找多年來一直儲存在體內的多餘糖分，並將其作為燃料。透過運動，特別是高強度間歇訓練和力量訓練，我們很容易取得肌肉中儲存的糖原，但要如何利用儲存在肝臟和脂肪中的糖原呢？這就是斷食真正發揮作用之處，因為它是釋放肝臟和脂肪中糖原儲備最有效的方法之一。

你需要將肝臟中多餘的糖原排出，你的肝臟是體內最辛苦的器官之一；它可以燃燒脂肪，分解荷爾蒙，並產生大量有益的膽固醇供給大腦能量。一旦被糖淹沒，肝臟在這些關鍵運作上的效率就會變低，進而可能導致糖尿病、脂肪肝和高膽固醇。斷食是讓肝臟釋放多餘糖原、使其發揮最佳功能的一種絕佳的方法。

除了排除肝臟中的糖原之外，透過斷食，你還可以消除儲存在脂肪細胞中，以供日後使用的所有糖分。斷食讓你的細胞有機會使用這些糖分，這就是為什麼許多斷食者能夠達到持久減重的效果，他們終於可以消除之前因節食造成的所有損害。

還有，當你斷食時，細胞釋放的不僅是過量的葡萄糖，還會迫使你的身體釋放過多的胰島素。正如前一章提到的，每次進食時胰島素都會上升，如果你攝入高糖、高碳水化合物的食物，你的胰島素就會激增。每天重複多次且持續數年，最終細胞充滿胰島素，導致它們產生胰島素阻抗。就像多餘的葡萄糖一樣，身體必須將多餘的胰島素儲存在某個部位，因此它會將其儲存在你的肝臟和脂肪中。再次強調，當你進入斷食狀態越多次，就越能迫使身體去尋找這些儲存的胰島素並將其代謝排出體外。

這一切對你來說意味著什麼？很簡單：改變進食的時間就能消除多年來不良生活習慣對健康造成的損害。這些年來，我們一直在辯論哪種飲食最適合人類，根據科學研究，對代謝健康最好的結果不是改變我們的飲食，而是只要將進食的時間壓縮在8至10小時之內就能實現。你可以好好想一想，之前你所採取的每一種飲食法都是從改變你的食物或限制你攝取的卡路里開始，但這通常會讓你的減肥效果起伏不定，甚至可能極度煩躁和抑鬱，就像明尼蘇達州飢餓實驗所得到的結果。斷食改變了飲食規則，你一直在尋找的效果現在可以通過斷食來實現。

增加生長荷爾蒙產生

人體內的生長荷爾蒙是我們的青春之泉。當我們年輕時，這種荷爾蒙在體內大量流動，但隨著年齡增長，它的分泌量會逐漸減少。生長荷爾蒙分泌量在青春期達到頂峰，然後緩慢下降，直到30歲完全停止。你可以問問任何30歲的人，他們都會告訴你，這是老化過程開始加速的時刻。

生長荷爾蒙有三個主要功能。第一，有助於燃燒脂肪，尤其是腹部的脂肪。第二，生長荷爾蒙神奇的功能是促進肌肉生長。你是否注意到，年輕時在健身房鍛煉肌肉的效果更快？已有數不清40歲以上的女性向我抱怨隨著年齡增長而出現肌肉流失的狀況。再次重申，生長荷爾蒙消失會加速隨著年齡增長而經歷的肌肉損失。最後，生長荷爾蒙支持健康的大腦生長。當你年輕時，你的大腦需要它來幫助學習新的生活技能。30歲之後，你已經學會大多數執行日常生活任務所需技能，因此不再需要這種荷爾蒙。

但是，如果你想燃燒更多脂肪、增加肌肉質量，並擁有學習新技能的腦力呢？斷食可以再次派上用場。根據斷食時間的長短，降低的血糖值可以刺激你的身體產生5倍的生長荷爾蒙，讓你恢復年輕的感覺。

重置多巴胺通路

　　每當你享受美食時，你都會受到多巴胺的刺激。事實上，有時光是想到食物，你的多巴胺就會激增。當我們整天吃不停，就會不斷受到多巴胺的刺激，進而提高我們所謂的多巴胺基線。隨著基線的提高，你需要更多的多巴胺刺激才能體驗到美好的感覺，就像細胞內過多的胰島素會導致胰島素阻抗一樣，整天透過食物來保持愉悅感也會導致多巴胺阻抗。事實上，關於多巴胺和肥胖的研究顯示，一些肥胖者整天吃東西並不是因為飢餓，而是因為他們需要更多的食物來獲得正常的多巴胺反應。肥胖者不僅需要更多的多巴胺才能感受到食物的滿足感，隨著年齡增長，他們的多巴胺受體點也會減少。

　　食物並不是多巴胺的唯一來源。我們也可以透過視覺或音頻的刺激來獲得多巴胺。手機發出聲響通知你收到一則簡訊會帶給你多巴胺；社交媒體上的關注者和點讚率也會帶給你多巴胺的刺激。甚至餐點外送員在你訂餐後幾分鐘按門鈴的聲響也會讓你的多巴胺激增。在當今的世界，我們時刻充滿著多巴胺。

　　好消息是，多項研究顯示，你可以透過不同長度的斷食來重置多巴胺通路。斷食不僅可以預防肥胖者因隨著年齡增長而多巴胺受體衰退的情況，而且還有一些斷食法實際上可以使你的多巴胺受體更加敏感。在某些情況下，甚至會形成新的多巴胺受體點，從而增加你的整體滿足感。

 修復免疫系統

　　斷食最著名的研究者之一，瓦爾特‧朗戈（Valter Longo）博士提倡的3天清水斷食法引起全世界的關注。他的一項重要著名研究是針對接受化療的患者，他想知道斷食是否有助於修復因化療而受損的白血球細胞。在清水斷食的第3天，他看到神奇的事情發生：老舊、損壞的白血球細胞死亡，並形成一個全新、充滿活力的細胞團，這是任何接受化療的人都需要的免疫系統重啟。這是因為在72小時清水斷食後幹細胞被釋放到血液中。請記住，斷食越頻繁，身體越強壯，目的是為了提供能量，讓身體有力氣可以去尋找食物。在72小時釋放的幹細胞可以確保身體保持在最佳狀態，以便有最大的機會找到食物。具體來說，72小時釋放的幹細胞的作用是找出磨損的白血球細胞並製造新的白血球細胞來取代它們。

改善你的微生物基因體

在大多數關於斷食的討論中，焦點通常是在細胞層面上神奇的變化。但你知道嗎？在人體內的細菌數量是人體細胞數量的10倍之多，這些微生物對人體細胞的功能有著巨大的影響。據估計，你的體內和身體表面有多達4,000種以上不同的微生物，其中90%位於你的腸道。它們有助於從食物中提取維生素和礦物質，產生神經傳導物質（如血清素）讓你心情愉悅，分解雌激素以便排出身體，並不斷掃描細胞中可能需要降低的發炎現象。數以萬億計的細菌都在努力支持您的細胞，以便它們能夠發揮最佳功能。

人類現在面臨的一個新挑戰是，現代的生活正在破壞我們體內的有益微生物。從我們吃的食物、服用的藥物、遇到的壓力，甚至家中的 Wi-Fi，以上種種都會破壞這些有益細菌。服用一輪抗生素就會消滅90%的腸道細菌，沒錯，是90%，[註7]這是眾所皆知的事實！大多數人服用過多少輪抗生素治療，10……20輪？我曾諮詢過一些患者，他們告訴我，他們服用抗生素的次數多到數不完。我們還有證據指出，光是服用一輪抗生素就會改變你的微妙微生物的平衡，助長食物儲存成為脂肪。人類腸道菌中比例最高的2種菌門為擬桿菌門（Bacteroidetes）和厚壁菌門（Firmicutes）。研究證明，肥胖者的厚壁菌門比擬桿菌門多，導致他們將更多的卡路里儲存為脂肪。[註8]你可以給兩個人相同的飲食，厚壁菌門與擬桿菌門比例失衡的人體重會增加，而另一個人則不會增加。與瘦的人相比，肥胖者也與腸道微生物多樣性減少有關。[註9]

減重、生產神經傳導物質、分解雌激素，這些只是這些微生物每天為你完成的一小部分任務。微生物影響著一切，從讓你飢餓到渴望的食物，微生物越多樣性，你的食慾就越低。[註10]

別難過，好消息是：斷食可以恢復這些微生物的健康。它以這4種方式實現這個目標：它改善微生物多樣性，將微生物移出腸道內壁，提高將白色脂肪轉化為棕色脂肪的細菌產生，以及再生修復腸道內壁的幹細胞。（棕色脂肪是讓你保溫的脂肪，它也是一種更容易燃燒產生能量的脂肪。）這四個因素都是減重關鍵。

根據艾莫隆・邁爾（Emeran Mayer）博士在其著作《腸道、腸道菌與人體免疫》（The Gut-Immune Connection）中指出，當微生物遠離腸道內壁時，可以讓血糖調節更好，這被稱為微生物地理學，斷食可以幫助創造一個微生物均勻分布的環境，使它們充分發揮作用。斷食還會影響有助於將白色脂肪轉化為棕色脂肪的微生物，白色脂肪是難以燃燒的頑固脂肪。通常，白色脂肪是最容易看到的皮下脂肪，因此很可能是你首先想要去除的脂肪，而最佳的方法就是將其轉化為棕色脂肪。棕色脂肪每個細胞內有更多的粒線體，因此會產生更多的熱量，使其更容易燃燒。[註11]當你斷食時，你可以增加這種轉化微生物的數量。[註12]很神奇，對吧？！

最後，麻省理工學院一項令人印象深刻的科學證據證實斷食可以再生腸道幹細胞。[註13] 幹細胞可以進入體內任何受傷的部位並修復細胞。透過定期24小時斷食，你可以重振腸道內壁幹細胞的活力，修復因不良飲食、生活壓力或多輪抗生素可能造成的損傷。

我們還有證據指出，較長時間的斷食，如為期5天的清水斷食，對腸道細菌有顯著的影響，特別是影響血壓的細菌。《自然》（Nature）期刊發表的一項研究顯示，參與者在進行為期5天的清水斷食後，引發體內的微生物基因體產生變化，進而使血壓降低。這項研究有趣之處在於，研究對象分為兩組：一組在飲食改變前斷食，另一組則沒有。兩組均遵循以降低血壓聞名的DASH飲食，但其中一組在改變飲食前進行了為期5天的清水斷食，結果顯示這組人的血壓變化最大，這表明斷食可能是一種比改變食物更好的生活方式，可以用於緩解高血壓。

減少癌症復發

2016年，《美國醫學會雜誌》發表一項觀察性研究，該研究觀察超過2,000名年齡在27歲至70歲之間，接受過傳統乳腺癌治療的女性。經過4年對這個大型女性群體的分析後，研究人員發現，當女性斷食13個小時或更長時間時，她們乳腺癌復發的機率會降低64%。這主要是因為斷食導致糖化血色素（A1c）和C-反應蛋白（發炎指標）顯著下降，很少有藥物可以達到這種效果，這就是斷食為身體帶來的神奇作用。

幾年前，我幫助一位患者蘭妮，她在40歲被診斷罹患轉移性乳腺癌。這位美麗的女士被預測只剩下3個月的生命，於是她盡一切所能努力延長自己的生命。她的治癒哲學是不放過任何機會，由於她的堅韌精神與對學習自助法的追求，她將原本3個月的預後變成了11年充滿活力的生活。從蘭妮的過程中，我最大的體悟之一是預防疾病比逆轉疾病要容易得多。當我閱讀類似上述的研究時，這提醒了我，我們不必等到被診斷罹患癌症即可從這項研究的結果中受益。每天持續較長時間的斷食不僅可以幫助患有乳腺癌的女性避免復發，還可以幫助女性從一開始就避免被診斷為乳腺癌。新的斷食研究每天都在發表，像這樣的研究給我們帶來希望，我們將看到更多的科學證據，證明斷食是對抗許多癌症的首選工具。

現在你是否感到躍躍欲試？我希望是這樣！你是否準備好要深入了解為什麼這麼多女性對斷食期間看到的健康奇蹟滿懷熱情？有了對斷食大致上的好處深入了解後，讓我們更進一步明白不同長度斷食的具體效益，以便你可以選擇最適合你的斷食方式。

六種不同長度的斷食方式

並非所有的斷食都是一樣的。因此，讓我們來了解六種不同的斷食方式、它們背後的研究，以及何時將它們用於個人的治療過程。這六種不同的斷食方式分別為：

- 間歇性斷食：12～16小時
- 細胞自噬斷食：從17小時後開始
- 腸道重置斷食：24小時
- 燃燒脂肪斷食：36小時
- 多巴胺重置斷食：48小時
- 免疫重置斷食：超過72小時

間歇性斷食（12～16小時）

　　間歇性斷食是最受歡迎的斷食方式。大多數人對間歇性斷食的定義是12至16小時不進食。若要理解其原理，最簡單的方法就是透過在24小時內進行一次間歇性斷食。

　　假設你在晚上7點吃完晚餐，之後你不再進食或飲水，你的血糖會開始下降。到了第二天，如果你將早餐時間延遲到上午10點，這就是時長15個小時的間歇性斷食。大致的原則為，你的肝臟將在最後一口食物或飲料後大約8小時左右啟動並開始產生酮體。在12到15小時之間的某個時間點，當你的身體透過燃燒脂肪產生能量時，酮體會湧入你的血液。這些酮體首先到達的地方是你的大腦，它可以消除飢餓感並增強身心的能量。你的細胞開始進入自噬、自我修復、解毒和再生的狀態。當你的肝臟持續感知到葡萄糖缺乏時，它會透過分解更多的脂肪持續釋放糖原和胰島素的儲備量。反覆進入這些斷食狀態，你將看到代謝指標（如血壓、空腹血糖和胰島素、糖化血色素和C-反應蛋白）的持續改善。隨著壞菌死亡和好菌的重新生長，腸道中的細菌也會產生變化。這種微生物結構的改善有助於降低血壓，讓你的身體產生更多增強情緒的神經傳導物質，並幫助你更有效地平衡血糖。

　　將間歇性斷食視為你進入斷食的入門，這是最容易融入生活且成效顯著的斷食方法。許多人在減重遇到瓶頸或厭倦來回復胖的節食時，他們會轉向間歇性斷食。如果執行正確，間歇性斷食能夠讓身體重新轉向脂肪而不是糖分以燃燒能量的一大步。

　　如果你是斷食新手，那麼你的第一個目標是：在8到10小時內進食，留下14到16小時斷食的時間。首先，將早餐延後一個小時，持續一週後，再延後一個小時，並持續延長斷食的時間，直到你可以輕鬆斷食14個小時。有些人發現，更好的作法是將晚餐提前一個小時而不是將早餐延後一個小時，減重要有效，可以根據個人喜好。太晚吃飯後直接上床睡覺可能會妨礙減重。不管怎樣，我們的目標是訓練身體適應更長時間不進食的情況，你的第一個主要斷食目標是14小時。

儘管間歇性斷食幾乎對每個人都有益，但有一些非常明確的原因可以特別選擇進行間歇性斷食：

- 減重
- 腦霧
- 體力不濟

減重

間歇性斷食當然有助於減重，科學不斷證實，而且我也親眼見證成千上萬的人透過每天斷食15小時成功減重。這是因為身體開啟新陳代謝的開關，第一次讓身體透過燃燒脂肪來產生能量。一旦身體開始使用燃燒脂肪的能量系統，體重就會迅速下降。

腦霧

對於大多數人來說，他們的脂肪燃燒能量系統會在間歇性斷食15小時左右開始產生酮體。酮體可以增強大腦的活力，讓思維更清晰，感覺就像有人打開你的大腦電燈開關，你會感到專注和清晰。雖然這種清晰思維的體驗需要更長時間的斷食，但間歇性斷食是大多數人開始感受到多年來一直困擾的腦霧終於有一線曙光。由於酮體對大腦的影響力，間歇性斷食是在重要考試、演講或任何需要頭腦清醒的表現前絕佳的工具。

體力不濟

在你的兩種能量系統中，燃燒脂肪的系統可以為你提供最大的能量。你從飲食中獲得的能量通常取決於膳食的品質。高碳水化合物膳食可能會帶給你立即的能量爆發，但隨後能量可能會迅速下降。富含蛋白質的餐點或許不會那麼快提升你的能量，但通常這是一種逐漸提升能量而不至於崩潰的好方法。你吃的每一餐都會為你帶來不同的活力體驗。

脂肪燃燒能量系統的情況則另當別論。當你進行間歇性斷食並切換至從脂肪獲取能量時，你會感到能量的提升。許多斷食者會告訴你，他們在一天中感覺到這種切換的時刻，就像你喝了一杯咖啡，卻沒有任何隨之而來的負面緊張不安。你的酮體能量是持續穩定、清晰，且讓人感覺精力旺盛。

我向你保證，一旦你訓練身體習慣間歇性斷食，你會感覺毫不費力。大多數女性發現這種斷食時間長度很容易適應，即使身處在最忙碌的生活中。

 細胞自噬斷食（17 ～ 72 小時）

有關細胞自噬在進行斷食多久後會啟動的爭論很多。[註14] 我喜歡把細胞自噬視為一個調光開關，在經過 17 小時左右後緩慢啟動，並在 72 小時達到最亮的高峰。細胞自噬的療癒效果非凡，但何時需要延長斷食時間以觸發細胞自噬，最簡單的方法是當你想要：

- 排毒
- 改善大腦功能和認知

- 預防感冒
- 平衡性荷爾蒙

排毒

　　剛剛結束一個過度放縱的假期？這是進行幾天細胞自噬斷食的最佳時機。當你的細胞因這幾天的暴飲暴食而發炎和受損時，細胞自噬斷食就會是一個很好的工具。想像細胞自噬為神奇的橡皮擦，可以消除因不良飲食對細胞造成的損害。假期過後是使用這種細胞治療工具的最佳時機。細胞自噬可以修復因大量毒素湧入血液時所引起的粒線體損傷。

改善大腦功能和認知

　　間歇性斷食對大腦的好處隨著細胞自噬斷食而增強。大腦中的神經元深受細胞自噬的影響，使其成為減緩神經性退化、改善記憶力、增強心智認知以及提高思維清晰度和專注力的強大工具。當你的注意力不集中、記憶力遲緩，或者需要更多的精神來學習新技能時，你不妨試試看細胞自噬斷食。

預防感冒

　　細胞自噬斷食對免疫系統具有驚人作用。當有人向你打噴嚏後，你陷入恐慌害怕被傳染。請記住，在那一刻，你可以透過更長時間的斷食以刺激細胞自噬來增強自己的免疫力。當你的細胞處於自噬狀態時，進入細胞的病毒和細菌將無法複製。在感冒和流感季節、疫情爆發期間或身邊有人生病的時候都很重要。任何超過17小時的斷食都會觸發細胞自噬作用，幫助你保持強大的免疫力。

平衡性荷爾蒙

你的卵巢對細胞自噬非常敏感。這使得細胞自噬斷食在進入更年期到停經、嘗試懷孕或診斷出多囊卵巢症候群時非常有用，因為它可以恢復你的卵巢健康並平衡你的荷爾蒙。

多囊卵巢症候群（PCOS）的研究證明，這種荷爾蒙狀況的一個關鍵原因是細胞自噬功能失調。在2021年，一項針對15名多囊卵巢症候群女性的小型研究顯示，將進食時間限制在8小時內長達5週，結果不僅可以改善月經，還有助於減輕體重、減少發炎和降低胰島素值，所有這些都是造成多囊卵巢症候群的問題。由於卵巢周圍的薄膜細胞受到細胞自噬的影響，因此透過較長時間的斷食可以平衡荷爾蒙的分泌。

我的臨床經驗告訴我，進入細胞自噬狀態對於進入更年期到停經和不孕症常見的荷爾蒙下降非常有幫助。每週1次或2次較長時間的細胞自噬斷食通常有助於大幅提高性荷爾蒙的產生。

 腸道重置斷食（24+ 小時）

若要我選擇一個最喜歡的斷食法，那就是腸道重置。原因如下：簡單、省時，對微生物基因體有重大的影響。當你處於斷食狀態24小時或以上，這段時間足以讓幹細胞大量釋放到腸道內，修復其中的黏膜層，這些黏膜層可能因多年的慢性發炎而受損[註15]。這就是開始看到腸道健康顯著變化的魔法斷食時間長度，這種斷食是身體首次產生幹細胞的時刻，且這些幹細胞會找到磨損的細胞，使它們恢復活力。人們花費大量金錢將幹細胞注射到關節、皮膚和受傷的身體部位，希望這些部位能夠再生，你可以透過斷食達到類似的效果。

百分之九十的微生物存在於你的腸道中。將斷食時間延長至24小時可以激活這些對免疫系統至關重要的微生物，並有助於產生神經傳導物質，使你的大腦保持愉快、平靜和專注。在臨床上，我使用這種長達24小時的腸道重置斷食的三個最常見的情況為：

- 抵消抗生素的不良影響
- 抵消避孕藥的不良影響
- 有助於緩解小腸菌叢過度生長

抵消抗生素的不良影響

正如我之前提到，抗生素會殺死腸道中90%的細菌，包括好菌和壞菌。雖然引起感染的壞菌消失，但支持健康的好菌也會受到嚴重的破壞。進行幾次24小時斷食可以活化這些幹細胞，使它們得以修復因抗生素而改變的腸道環境，這可以重建你的腸道微生物生態系統。將24小時斷食與餵養腸道有益菌的食物結合，可以消除多年使用抗生素對身體造成的損害。

抵消避孕藥的不良影響

避孕藥會減少微生物的多樣性，導致腸道滲漏，並創造一個助長酵母菌生長的環境。腸道滲漏是一種腸道疾病，腸道黏膜細胞產生間隙，使毒素、未消化的食物和有害病原體進入血液，導致全身性發炎反應。許多女性服用避孕藥數十年，結果留下腸道滲漏的後遺症。停止服用避孕藥並不代表它所造成的腸道損傷會消失，這就是24小時斷食真正可以拯救你的地方。進行這種長時間斷食的次數越多，就越能修復避孕藥可能造成的損害。對於受損的腸道，24小時斷食所帶來的治癒效果比任何抗生素、高級補充品或花稍飲食都更有效。

有助於緩解小腸菌叢過度生長

　　小腸菌叢過度生長（SIBO）是最難克服的腸道疾病之一。與大腸不同，小腸通常沒有任何細菌，因此一旦細菌開始在那裡生長，問題就會出現。小腸菌叢過度生長（SIBO）的一個典型症狀是當你吃蔬菜等纖維食物時會出現腹脹。很少有補充品或藥物能夠一勞永逸治療這種病症，但24小時斷食在這方面效果顯著，因為它讓身體自行修復。你沒有餵食助長這些細菌生長的任何東西，你只是改變腸道內的環境，使微生物恢復平衡，即是身體功能運作最佳的狀態。

 燃燒脂肪斷食（36+ 小時）

　　毫無疑問，斷食已經席捲全世界，因為它對很多人來說是一種有效的減重工具。儘管斷食的減重好處令人興奮，但有些人每天斷食，通常只吃一餐，體重卻仍然沒有減輕。為了幫助這些人，我開始引導一些減重停滯的女性進行36小時斷食。它就像魔法一樣有效！這種長時間的斷食啟動了脂肪燃燒的開關，這是他們在短時間的斷食無法達到的結果。你需要每隔一段時間進行36小時斷食，如果你想達到以下的目的：

- 打破減重停滯期
- 釋放儲存的糖
- 降低膽固醇

打破減重停滯期

　　許多女性會告訴你，她們遇到減重停滯期。對於大多數女性來說，這種減重停滯可以透過較短的間歇性斷食來解決。而脂肪燃燒斷食確實適合那些嘗試過較短時間斷食但效果不佳的女性。

為什麼長時間斷食的減重效果這麼好？還記得這些年你隨便吃的日子？你的身體必須把多餘的糖儲存在某個地方，也就是你的肝臟和脂肪中。為了觸發儲存的糖釋放，你可能必須保持斷食的狀態超過24小時，而臨床經驗告訴我，36小時是神奇的數字。

2019年《細胞代謝》（A Cell Metabolism）期刊發表一篇研究，探討在為期36小時斷食和隨後的12小時進食窗口的功效，這種斷食方式被稱為隔日斷食（ADF：alternate-day fasting）。這個特殊的研究是同類研究中規模最大的一項。當受試者實行隔日斷食長達30天，他們留意到，即使在12小時內的進食窗口，酮體仍然繼續在產生。他們還發現ADF組的膽固醇和發炎狀況減少。[註16]這項研究最令人興奮的部分是ADF組的腰部周圍脂肪減少了。

我明白，如果你是斷食新手，你可能很難接受36小時不進食的情況。但當你習慣斷食，再加上有此類研究以及我在社群中見證的結果，你可能會在某個時間點覺得自己已經準備好要進行36小時的斷食，以便引發更深層的代謝治癒反應。

釋放儲存的糖

通常，當女性斷食時，她們會留意到自己的血糖升高。這是身體釋放先前儲存在組織（特別是肝臟、脂肪和肌肉組織）中的糖分的方式。許多女性不會看到持久的減重效果，直到釋放在體內儲存的多餘糖分。有幾種方法可以釋放這些儲存的糖。首先是持續斷食，就是這麼簡單。斷食頻率越多，身體就越有機會找到並釋放多年來儲存在組織中的糖分。如果你想加快這個過程，讓儲存的糖分更快釋放，你可以在你的斷食計畫中搭配36小時斷食。這種長時間的斷食具有魔力，可以在你的身體上施加恰到好處的壓力，迫使它不得不釋放儲存的糖分。

降低膽固醇

膽固醇會在肝臟中合成。當你的肝臟一直處理高濃度的糖、發炎性脂肪和毒素時，你的膽固醇往往會上升。肝臟也會產生酮體，較長時間的斷食，例如36小時不僅可以啟動肝臟產生酮體，還可以修復肝臟，使其停止合成過多的膽固醇。通常，當女性採取低碳水化合物、高脂肪飲食時，她的膽固醇會升高。這表示她的肝臟充血，需要進行斷食緩解。研究和臨床經驗一次又一次證明，當你進行36小時斷食，你會迫使肝臟自行清理並產生酮體作為燃料。隨著肝臟在這段較長的斷食期間修復，你會看到膽固醇水平下降。每個月進行一次這種長時間的斷食，或許可以成為你一直在尋找的膽固醇解決方案。

多巴胺重置斷食（48+ 小時）

我認為這種長時間斷食可以促進身心健康。正如之前提及，斷食可以修復多巴胺受體點、創造新的多巴胺受體並改善你的多巴胺通路。[註17] 此外，科學證據指出，超過24小時的斷食可以促使多巴胺受體更加敏感。

在過去的幾年裡，我持續帶領我的網路社群成員進行不同長度的斷食。我稱之為「斷食訓練週」（Fast Training Week），在這個社群中，我們練習不同長度的斷食。每次，48小時的多巴胺斷食似乎都比任何其他的斷食方式更能改善人們的心理健康。有趣的是，這種長時間斷食本身並不會立即帶來清晰的頭腦；相反，在接下來的幾週內，當你的整個多巴胺系統重建後，你才會感受到效益。通常只需一次48小時斷食就能達到這個目的。何時需要進行48小時斷食呢？當你想要達到以下的目的：

- 重建多巴胺水平
- 降低焦慮感

重建多巴胺水平

生命中感受不到喜悅通常不是因為環境，而是神經化學因素。正如我之前提及，有時我們整天都身處在促使多巴胺氾濫的事件中，以至於我們的多巴胺基線升高，使得體驗那些愉悅的時刻變得更加困難。多巴胺會讓你「欲罷不能」，儘管多巴胺升高可能令人振奮，但這種神經傳導物質的激增永遠不會讓你感到滿足。這就是為何一次傳統的多巴胺斷食重置可以重建你的多巴胺水平，讓你再次感到喜悅。重置這個系統不需要進行多次的48小時斷食，通常一年一次就能達到這個目的。

降低焦慮感

當你處於焦慮狀態，你的大腦正在運作的部分為杏仁核。杏仁核的任務是確保你的安全，所以當你的大腦在這個部位運作，你往往會想到生活中所有不如意的事。這會讓你進入「戰或逃」模式，進一步使你對感受到所有壓力源做出反應。有兩種方法可以讓你的大腦擺脫這種狀態：一種是刺激前額葉皮質，另一種是製造GABA神經傳導物質。一次48小時斷食有助於你的大腦達成這兩項任務。大多數人留意到，在48小時斷食後，他們的大腦變得更加平靜，不再那麼焦躁。

免疫重置斷食（72+ 小時）

這種斷食通常被稱為3到5天清水斷食。許多人之所以選擇長達5天的斷食，是因為在斷食狀態72小時後，身體會再生幹細胞。[註18]充滿活力的幹細胞可以找出體內受傷的部位使其修復再生。斷食3天後，全新和變強的幹細胞對老化細胞具有強大的治癒作用。而且，這些幹細胞會持續生成，直到你再次進食。許多人喜歡延長斷食時間至5天以上，以提高幹細胞最大的產量。我鼓勵想達成以下四項目標之一或全部的人，可以嘗試這種斷食方式：

- 緩解慢性疾病
- 預防慢性疾病
- 緩解持續性肌肉骨骼損傷的疼痛和僵硬
- 減緩老化的影響

緩解慢性疾病

我明白3天清水斷食並不適合所有人，但對於任何患有重大疾病的人來說，這可能是一個奇蹟。由於3天清水斷食的研究最初是針對正在接受化療的患者，結果證明，癌症患者確實可以利用這種斷食方式徹底改善他們的免疫系統。在清水斷食的第3天，老化失去作用的白血球細胞將被摧毀，新的白血球細胞將變得更強健、更有韌性。對於任何經歷過癌症、類風濕性關節炎等持續性自體免疫性疾病、肩周炎等持續性肌肉骨骼損傷以及因生活方式引起的第二型糖尿病的人來說，都可能是一個奇蹟。

預防慢性疾病

儘管研究尚未詳盡，但許多專家認為，每年進行1到2次為期

3天的清水斷食將有助於清除體內可能累積的癌細胞。我們體內都有癌細胞，正常運作的免疫系統可以預防這些癌細胞變成腫瘤。身體、情緒和化學的壓力會削弱我們的免疫系統，使其無法有效偵測到這些癌細胞。由於3天清水斷食能夠有效重啟免疫系統，許多人喜歡利用這種長時間的斷食作為預防的工具。

緩解持續性肌肉骨骼損傷的疼痛和僵硬

3天清水斷食後恢復活力的幹細胞不僅可以修復你的免疫系統，同時還可以修復體內任何受傷的部位，因此這種長時間的斷食對關節炎等慢性肌肉骨骼損傷非常有效。在我的診所裡，我見證到這種長時間的斷食對最棘手的損傷彷彿有神奇的魔力。近年來，幹細胞注射已成為年老運動員的一種趨勢，他們試圖克服因重複運動引起的關節慢性退化。每次幹細胞注射的費用可能高達數萬美元。對於這些嚴重損傷的患者，我會建議他們先嘗試3天的清水斷食，觀察他們的身體是否可以自行生成幹細胞來修復受傷的部位。

我甚至親自進行試驗，因為我的阿基里斯腱受傷無法痊癒。我嘗試各種方法治癒——休息、按摩、脊椎按摩、草藥、針灸，你能想到的，我全都試過了，但仍然不見起色。最後，我進行一次為期5天的清水斷食，結果不藥而癒，我不是開玩笑，疼痛真的消失了，而且再也沒有復發，這就是長時間斷食的威力。

抗老化

幹細胞可以「讓時光倒流」，因為它們可以修復體內所有不同類型的細胞，所以幹細胞大量生成時，身體會找出退化最嚴重的組織先進行修復。長時間斷食生成的大量幹細胞最棒之處在於，身體會確定哪些組織最需要修復。啟動幹細胞生成至少需要進行72小時的斷食。許多想要抗老化效果的斷食者會在斷食超過72小時後再延長幾天，讓自己的身體盡可能產生更多的幹細胞以進行修復，因為他們知道一旦開始進食，幹細胞生成的機制就會停止。

希望你能看到斷食對健康的影響有多麼強大。我會不斷提醒你，斷食的目標是找到適合自己的方式。科學證據令人信服，但關鍵是要符合你的健康目標、生活方式需求和荷爾蒙的需求。為了有效做到這一點，我想讓你更深入了解代謝轉換、荷爾蒙概況以及如何改變斷食的長度。代謝轉換對於你的健康是一個非常重要的概念，因此我特別用一整章來說明。這是一個經常被忽略的斷食概念，但一旦你真正理解，你不僅可以改善健康，還會找到一種最適合自己健康目標的斷食生活方式。

第三章
·········

代謝切換：
減重錯失的關鍵

　　你的身體其中一個神奇之處就是它能夠不斷自我再生。事實上，每隔7年你就會得到一個全新的身體。老細胞死亡，新細胞形成，身體的每個部分會以不同的速度複製。例如，皮膚細胞每2到4週更換一次；胃壁細胞每5天更換一次；而肝臟細胞則需要150到500天才能完全更新。

　　問題是：生病的細胞會複製更多生病的細胞。一旦細胞生病，它就會不斷複製生病的細胞。你的身體如何應對你的日常活動，與你有很大的關係。你的身體、情緒和化學壓力將決定這些細胞是否保持在健康、充滿活力的狀態，還是進入健康欠佳疲憊的狀態。細胞健康的轉變會加速老化，導致症狀不斷增加，並剝奪生活的樂趣，但你可以扭轉這種情況。

　　若你想擺脫這些疾病，你需要重新製造健康的細胞。最有效的方法是利用斷食作為代謝切換的工具──你的細胞青春之泉。

　　代謝切換是從利用葡萄糖轉為利用脂肪酸衍生的酮體作為能量。在這兩種燃料中不斷切換會誘發一種治癒反應。目前，我們有許多流行的代謝切換例子：冰浸浴、低氧呼吸訓練和斷食。上述這些作法都是將身體推向一個極限，迫使細胞進行修復。儘管這些聽起來很極端，但代謝切換就是身體天生的本能。

如果我們研究狩獵採集祖先的日常生活，我們會發現證據顯示，儘管經歷食物短缺，他們仍然蓬勃發展。為什麼我們的身體能在惡劣的食物條件下茁壯成長？讓我們來探究祖先經歷過的經典情境。每天早上醒來，他們不像我們有裝滿食物的冰箱，所以他們不得不尋找食物維持生命。他們需要燃料來搜索和狩獵。但別忘了，他們從前一天起就沒有進食，他們的身體已經進入一種斷食的狀態，在這種狀態下，會產生酮體，為他們提供身體運作必要的資源，並讓他們保持清晰和專注以尋找生存所需的食物。這些酮體為他們的細胞內部提供能量並進行修復，使他們能夠成功找到食物。當他們找到食物時，他們會聚集在火邊飽餐一頓，很可能是肉類和植物，會刺激一種稱為 mTOR 的細胞生長過程，增強他們的大腦和肌肉。第二天，「飽餐－飢餓」的循環又重新開始。這個循環周而復始，我們的祖先示範了代謝切換如何增加他們的生存機會。

但在現今的世界，我們沒有太多機會進行新陳代謝切換。我們 24 小時都可以取得食物。從起床到上床睡覺，都有源源不絕的食物，甚至不必離開沙發就能看到食物，我們會一口氣狂迫最喜歡的 Netflix 連續劇，感覺餓了就拿起手機，使用線上外送應用程式訂餐。不到一個小時，食物就出現在我們的門口。儘管這些現代的便利在當下感覺很舒適，但卻讓我們罹患新陳代謝疾病，我們是時候要仿效原始祖先了。

讓我們來看一下代謝切換對你有哪些好處。每日代謝切換有助於修復你的身體。例如，當你進入斷食期間，你的肝臟喜歡這種代謝切換，因為這樣可以迫使肝臟細胞釋放儲存的糖，從而使肝臟癒合和修復。

在禁食後，選擇一些有助於肝臟健康的食物，比如蒲公英葉或菊苣等苦味蔬菜，讓這個重要的器官進入癒合和代謝修復的狀態。

當你進行代謝切換時，腸道也會受益。每當你進入較長時間的斷食狀態，例如24小時以上，你的腸道黏膜層會修復，成為有利於有益微生物生長的環境，這些微生物將幫助你代謝食物和荷爾蒙。**如果你的腸道是一座花園，那麼斷食就是你用來翻土、拔除雜草的工具，使土地變肥沃，長出美麗的花朵。益生元和益生菌食物就是你在花園裡要種植的花朵。為了讓花園蓬勃發展，你需要翻土除草和種植。**

當你在這兩種代謝之間切換，你的大腦也會更強健。你的神經元（每秒在大腦中傳遞數百萬信息的數兆個信使）會因毒素和過量的糖而受損。當你斷食時，你就開始在修復這些神經元，使信息能夠有效地從一個神經元傳遞到下一個神經元。這些神經元也有營養需求：富含維生素、礦物質、蛋白質和脂肪酸的飲食將為它們提供保持專注和頭腦清醒所需的燃料。斷食可以清理這些神經元，而營養的食物則可以讓它們再次變得強壯。為了讓大腦中數兆個神經元發揮最佳性能，這兩種代謝狀態都是必要的。

代謝切換在修復和治癒身體方面之所以如此有效，是因為它利用了4種主要的治療效應：

- 在細胞自噬和mTOR蛋白激酶之間交替
- 產生激效壓力（hormetic stress）
- 修復你的粒線體
- 再生大腦中的神經元

在細胞自噬和細胞生長之間交替

當你在進行代謝轉換時，你會在兩個細胞修復的過程（自噬和mTOR）之間交替。這兩個過程就像白天和黑夜一樣，你無法同時處於兩種狀態。我們在上一章討論過細胞自噬，自噬的相反是一種稱為刺激mTOR蛋白激酶的細胞過程，這是細胞生長的途徑。當你活化mTOR，你可以滋養有助於荷爾蒙產生的細胞，增加骨骼肌生成，甚至再生胰臟中產生胰島素的 β 細胞。不過，mTOR也有其陰暗面，如果你整天透過飲食不斷刺激mTOR，你的細胞就會經常處於生長狀態。體內的每個細胞都有壽命，刺激生長次數越多，細胞的壽命就越短。過多的mTOR刺激會加速細胞老化，而少量的mTOR刺激則對身體有益。

關於斷食一個備受爭議的概念是它可能會使肌肉流失，這就是代謝切換真正發揮作用之處。當你斷食太頻繁，不斷刺激細胞自噬，你可能會在斷食狀態下使用儲存在肌肉中的葡萄糖作為燃料，導致骨骼肌過度分解。一旦你再次進食，葡萄糖就會重新補充到肌肉中，為它們提供必要的燃料，使它們再次變強。

當你整天都在進食，沒有足夠的時間讓自己處於斷食狀態，你的細胞就會不斷處於生長狀態，進而加速老化。然而在斷食和進食之間反覆切換，你將從這兩種治療途徑中受益。一天中的部分時間斷食可以清理你的細胞，接著吃健康的食物將提供必要的營養，幫助你的細胞茁壯成長。許多女性發現代謝切換配合月經週期，將有助於她們同時減重和增強肌肉，而且還能支持荷爾蒙分泌。

產生激效壓力

代謝切換之所以有效的第二個原因是它會對你的身體產生激效

壓力，這是一種輕度壓力源，可促使身體適應，迫使細胞變得更健康、效能更高。

　　你可能在運動中體驗過激效壓力。當你首次嘗試新的鍛鍊，你的身體會感受到壓力。以舉重為例，隨著每一次增重，你的肌肉會被分解，迫使它變得更強壯。如果你一直保持在相同的重量，這對你的身體來說已不再是壓力，強度也不會再提升。大多數私人教練都知道這一點，並且會不斷改變鍛鍊方式，以推動身體達到新的適應程度。同樣，斷食也會產生激效反應。當你從每天6餐改為間歇性斷食，你將迫使身體進入修復狀態，對身體造成壓力。在我的「30天斷食重置方案」中，我將說明如何在你的斷食生活方式中確實邁出這一步。通常，當女性從整天進食改為每天只吃2餐，她們會留意到一些正面的效果，如體重減輕、睡眠品質更好和頭腦更清晰。這種動力可能很誘人，使她們習慣了新的斷食生活方式。但問題來了：當保持在這種斷食時間太久，激效壓力就會減少，因此效益也會減少。為了再次獲得激效壓力的好處，我們必須改變斷食的時間長度。不斷切換不同長度的斷食會對細胞產生持續的激效壓力，溫和刺激它們在代謝上變得更強。

修復你的粒線體

　　代謝切換對粒線體來說具有魔力。粒線體經常被稱為細胞的動力工廠，它有兩個主要功能：為你提供能量並清除細胞中的毒素。它們從食物中吸收葡萄糖和營養物質，並將其轉化為三磷酸腺苷（ATP），能量的生化名稱。身體的每個功能都需要ATP才能正常運作，如果缺乏ATP，你會感到精疲力竭、疲憊不堪，健康狀況也會受到影響。

身體中一些最忙碌的部位擁有最密集的粒線體：心臟、肝臟、大腦、眼睛和肌肉，有多種跡象表明你的粒線體已陷入困境，可能在鍛鍊時肌肉力量不如以往；可能經常感到困倦或長期疲勞；大腦思緒混沌難以專注，或者不吃東西就很痛苦。

　　我們發現粒線體是我們健康的指標。多年來，慢性病一直被歸咎於不幸的基因。《癌症是一種代謝病》（Cancer as a Metabolic Disease）一書的作者托馬斯・塞弗里德（Thomas Seyfried）等研究人員近期的發現對這一個理論提出挑戰，指出導致疾病的不是我們的基因，而是粒線體功能障礙。塞弗里德博士以諾貝爾獎得主奧托・瓦爾堡（Otto Warburg）對癌細胞內發生酸性變化的著名研究為基礎，揭示了這種疾病始於粒線體。[註1]一旦粒線體功能失調，細胞內就會產生病變。塞弗里德博士的研究為其他研究打開一扇大門，更深入觀察多種慢性疾病中粒線體發生的變化。

　　代謝切換對這些粒線體有正面的影響，葡萄糖和酮體都是粒線體的燃料。當你進食時，這些神奇的小機器會吸收細胞的葡萄糖將其轉化為能量；當你斷食時，你會產生酮體，這些酮體也會被粒線體吸收作為能量。當你的粒線體出現問題時，它們在使用葡萄糖的效率會降低，通常會讓你在飯後感到倦怠。定期切換到不同的斷食狀態會產生酮體，這些酮體可以修復你的粒線體，使它們可以更有效地利用葡萄糖來為你充電。

　　排毒是粒線體為你執行的第二個重要任務，它透過兩種方式來完成：產生穀胱甘肽和控制甲基化。穀胱甘肽是你的主要抗氧化劑，可以減少氧化應激、降低細胞發炎、改善胰島素敏感性、使皮膚再生、有助於治療牛皮癬和帕金森氏症等疾病，並對心血管健康有整體正面的影響。甲基化是一個複雜的細胞過程，簡單來說是為細胞排出毒素的途徑。當你的粒線體健康時，它們會啟動甲基化過程，迅速將毒素排出細胞。當你的粒線體受損時，你的穀胱甘肽含量會降低，甲基化無法正常運作，因此毒素會滯留在體內導致發炎、細胞部分受損，在某些情況下甚至會觸發疾病基因。

當你學會代謝切換，你就可以開始修復這些粒線體並恢復細胞的健康。

再生大腦中的神經元

你的每一個想法、記憶或情緒都會穿過大腦中數兆個神經元，如果這些神經元退化，你的心智就會產生變化，就這麼簡單。可能發生在你談話時，突然忘記自己剛剛說過什麼；或是你走進家中某個房間，卻不記得為什麼要進房間。退化的神經元也可能會讓你記不住剛收到的新信息。不良飲食、重金屬等毒素和缺乏使用都會損害神經元，神經退化性疾病中最臭名昭著的例子是阿茲海默症。

當你進入斷食狀態，你不僅可以修復這些功能失調的神經元，還可以促進新的神經元生長。當你攝入富含優質脂肪、胺基酸、維生素和礦物質的食物，你可以啟動這些神經元，使它們發揮最佳的功能。在斷食和進食狀態之間切換新陳代謝的開關，可以好好修復大腦中的神經元。許多女性留意到，隨著她們不斷進行代謝切換，她們感到越來越有活力。我聽到無數50多歲進行斷食的女性分享，她們比30多歲時更有活力、思維也更清晰。

年復一年，你會留意到自己的身體變得更健康，因為你正在利用代謝切換所提供的4個治療原則。現在，你已經了解在2種能量系統中切換的潛在治療機制，我們來再看看代謝切換最適合哪些特定症狀。儘管你的身體在這兩種類型的切換下都會越來越強壯，但有 7 個特定的情況，你會發現這 2 種治療性代謝切換的狀態是你一直在尋找的奇蹟療法。

- 減緩老化
- 持久的減肥效果
- 增強記憶力
- 平衡腸道
- 預防癌症
- 排除毒素
- 緩解自體免疫性疾病

回春（或至少減緩老化）

雖然老化無可避免，但老化的速度卻可以控制。減緩老化過程的關鍵是確保為細胞提供保持最佳運作狀態所需的所有必要資源。**請記住，健康的細胞會複製更多的健康細胞**。抗老化的關鍵是保持細胞在最佳的健康狀態。事實證明，為細胞提供一些適當的激效壓力可以使它們變得更強壯，定期進入較長時間的斷食狀態可以提供恰到好處的壓力迫使細胞適應。

再一次，關於激效壓力、斷食和抗老化的研究令人信服。一種稱為隔日斷食的斷食方式會增加一種名為 SIRT1 的抗老化基因的表達。[註2] 當該基因被啟動時，它是許多細胞防禦機制的關鍵調節因子，可以使細胞在面對壓力時存活下來。該基因還可以預防細胞內疾病成形的損害。根據報導，短短 3 週的隔日斷食就可以顯著增加該基因的表達，從而減緩體內的老化過程，這聽起來很酷，對吧？

持久的減肥效果

如果你遵循的每種飲食方案無法提供在 2 種代謝狀態（糖燃燒器和脂肪燃燒器）之間切換，那麼你就無法成功減重。將代謝開關切換到脂肪燃燒模式是促使身體分解儲存在體內多餘葡萄糖以備「不時之需」最有效的方法。斷食就是那個「不時之需」的時間點。你必須切換代謝開關才能獲得持久的減重效果。事實上，越來越多的科學證據表明，肥胖者切換到脂肪燃燒模式的能力受到損害，一旦他們恢復代謝靈活性，他們就可以開始減重。[註3]

當你開始進食，你的血糖會升高，細胞會從你剛剛攝入的食物中燃燒能量。當你進行斷食，你會切換代謝開關並開始透過燃燒脂肪產生能量。時尚飲食美中不足之處在於它們僅適用於你的糖燃燒系統。如果你改變飲食但沒有調整進食時間，那就忽略了燃燒脂肪的能量系統。

當你尋求持久的減重成效，重點是要訓練身體找到體內儲存的多餘糖分。正如之前提及，身體喜歡將多餘的糖儲存在3個主要部位：脂肪、肝臟和肌肉。如果多年來你飲食不良，很可能在脂肪、肝臟和肌肉累積了大量的糖分。當你運動時，會迫使肌肉釋放儲存的糖分。但要如何才能釋放脂肪和肝臟中儲存的糖呢？答案是透過斷食。你處於禁食狀態的時間越長，身體就越能取得這些儲存的糖分。如果你在晚上6點吃完晚餐後，直到第二天上午11點才進食，你的身體就有17個小時來消耗掉所有儲存的糖分。一旦你開始進食，你就會切換回糖分燃燒系統。進入斷食狀態的次數越多，你就越能迫使身體釋放多餘的糖分。

增強記憶力

大腦有百分之五十的運作是依靠葡萄糖；另外百分之五十則是由酮體提供能量。如果你從未斷食足夠長的時間來產生酮體，那麼你等於是一直在剝奪大腦使用另一半能量的來源。

還記得當你在斷食狀態，身體會產生酮體嗎？一旦你的大腦感應到酮體的存在，它會增加一種強大的神經化學物質，稱為腦源性神經營養因子（brain-derived neurotrophic factor），簡稱 BDNF。這種神經化學物質就像大腦的神奇助長劑。腦源性神經傳導因子可以刺激新神經元的生成，為大腦提供更多資源來儲存信息。酮體的激增還會刺激 γ-胺基丁酸（GABA，一種鎮靜神經傳導物質）的生成。當這兩種神經化學物質存在時，你就能處於最佳的學習狀態。當大腦冷靜、專注並具備新的神經元時，你將以一種前所未有的體驗接收訊息。

許多斷食者在斷食狀態下感覺自己很有效率，以至於想要一整天都保持在斷食的狀態，但儘管酮體激增可以改善你的心智認知，但你的大腦有百分之五十由酮體提供能量，百分之五十由葡萄糖提供能量。因此，即使我們非常喜歡酮體，但最終你還是要切換回糖燃燒系統來為大腦提供能量。正是這兩種能量系統的反覆切換，才能為大腦提供發揮最佳運作所需的必要燃料。

平衡腸道

研究已經證明斷食有助於修復腸道。但當你開始進食，腸道微生物基因體產生的許多有益變化就會停止。難道這意味著微生物基因體的變化只是暫時的？當然不是！當你在斷食結束後食用滋養微生物基因體的食物，你的腸道將繼續修復。（在第九章〈斷食後如何復食〉我會教你如何做到這一點。）

在談論腸道微生物基因體時，我們經常使用「腸道生態環境」這個術語，意指有益腸道細菌生長的環境。透過斷食，你可以改變腸道微生物基因體的環境，使腸道黏膜更有效地消化食物，並產生重要的神經傳導物質，例如血清素，讓你保持愉悅。如果你攝取富含多酚、益生菌和益生元的食物，那麼這些好菌將繼續生長。食物可以為這些細菌提供能量，讓它們製造神經傳導物質，支持健康的免疫系統，並為你提供必要的維生素和礦物質。在斷食和進食狀態之間的代謝切換對腸道微生物基因體將產生最大效益，我的臨床經驗告訴我，這是治癒任何腸道問題最有效的方法。

遠離癌症

　　你的粒線體需要酮體來修復，若要修復粒線體，你不能一直持續處於糖燃燒的狀態。沒錯，有些食物可以滋養粒線體，由於其獨特的營養成分，內臟是對粒線體影響最大的食物之一。富含多彩的蔬菜飲食也能為粒線體提供所需的營養，但酮體的修復成效最好。代謝切換可以讓你應用營養和酮體來修復粒線體。《癌症代謝療法》（The Metabolic Approach to Cancer）一書的作者納莎・溫特斯（Nasha Winters）博士描述當你感到「餓到生氣」時，尤其是你才進食後不到幾個小時，這可能是細胞代謝遲緩的早期跡象之一，代表你的細胞尚未切換為脂肪燃燒。健康的粒線體在等待酮體激增的同時，可以輕鬆適應下降的血糖值。這種代謝切換絲毫不費力，讓你能夠在肝臟供應酮體需要時間的情況下，長時間不進食。另一方面，不健康的粒線體在等待這種切換的過程中會陷入困境。我們知道癌症始於功能失調的粒線體，因此代謝切換成為每一位患有癌症或不想患癌症的女性都需要學習的技巧。還記得那項研究的結果嗎？在經過傳統乳腺癌治療後每天斷食13小時的女性癌症復發的機率降低了64%，這個結果很可能是因為她們的13小時斷食窗口使她們能夠修復最初引發癌症功能失調的粒線體。毫無疑問，如果她們將13小時的斷食與優質的營養食物結合起來，復發的機率很可能會進一步降低。

排除毒素

斷食可以將毒素從細胞中排出體外。當斷食時間超過17小時，通常就會啟動毒素釋放。請記住，17小時的斷食會啟動細胞自噬，這個觸發器就像喚醒每個細胞內的醫生，由細胞醫生決定該細胞是否要清理或死亡。當細胞被認為受損嚴重並即將死亡時，細胞內的毒素會進入血液並排出。此時，你的所有排毒器官都會開始行動，以確保這些毒素離開你的系統。在斷食領域，我們經常將以下器官稱為排毒途徑：肝臟、膽囊、腸道、腎臟和淋巴系統。

當你透過長時間斷食來進行代謝切換的頻率越多，你就會意識到自己的排毒通道可能堵塞了，其症狀包括：

- 皮疹
- 腦霧
- 腹脹
- 腹瀉
- 便秘
- 低能量

如果你遇到任何這些症狀，首先，你要意識到這是很常見的情況。我見過一些斷食者，當這些症状出現時，他們認為斷食對他們無效，這其實是誤解，斷食絕對有效！只需要努力打開這些通道，讓身體可以毫不費力地清除這些毒素。（在第十章〈輕鬆斷食的訣竅〉，我將說明開啟排毒通道最適合的具體方案。）

緩解自體免疫性疾病

出現自體免疫性疾病有三個非常具體的原因：腸道受損、毒素過多和基因傾向。代謝切換對這三方面都有很大的幫助。根據研究，免疫系統有百分之七十以上位於腸道。因此，針對任何自體免疫性疾病，你都要修復腸道。希望你已經看到代謝切換是修復腸道最有效的方法之一，粒線體修復後也將大幅改善自體免疫疾病。請記住，你的粒線體有助於細胞的排毒能力。當你的粒線體修復後，它們不僅會提供更多的排毒抗氧化劑穀胱甘肽，而且細胞會更有效率地排出毒素。一旦粒線體發揮最佳功能並且打開排毒通道，致病的基因就會關閉，這是表觀遺傳學的基礎。我們的生活方式會影響哪些基因開啟，也會影響哪些基因關閉。

幾年前，我幫助一位57歲患者南希，她患有多種自體免疫性疾病，不僅被診斷出罹患橋本氏甲狀腺炎，而且她的身體正在攻擊自己的粒腺體，導致她的體內產生過多的粒線體抗體。（抗體是免疫系統的特殊細胞，經過預先設定，不僅會攻擊進入體內的某些病原體，也會攻擊任何被識別為外來的入侵者。）在自體免疫性疾病中，這些抗體經常攻擊健康的組織。如果你的身體同時攻擊你的甲狀腺和粒線體，這種感覺會非常不適。這正是南希的感受，她的能量很低，精神不濟，並且患有慢性疼痛等許多持續的症狀，日常生活受到影響，健康狀況迅速惡化。她進出過多家診所，經歷過誤診，服用各種藥物，還有無數只能「忍受」的建議。南希拒絕接受這個治療計畫，她來找我諮詢，看看她可以採取哪些策施，掌握自己的治療方案。儘管南希需要一些時間才能恢復健康，但緩解她的自體免疫性疾病並不像人們想像的那麼複雜。根據治療自體免疫性疾病的原理，我教她如何在不同的飲食和斷食之間切換，以幫助修復她的腸道與體內的受損粒線體。在一年的時間裡，她嘗試了6種不同長度的斷食和幾種不同的飲食風格。接下來，我們讓她進行排毒，找出所有可能在她體內積聚並使她的免疫系統攻擊自己的環境毒素和重金屬。南希的治療結果簡直稱得上是奇蹟，一年之內，她的粒線體抗體減少一半，甲狀腺抗體也消失了。在她治療過程的兩年內，她的抗體全部恢復正常，她的醫生對她毫無任何自體免疫性疾病的後遺症感到震驚。代謝切換結合排毒的方案對於自體免疫性疾病來說真的很神奇。

當你訓練身體在進食和斷食狀態之間切換時，你的體內會產生一種獨特的治癒反應，這對於女性來說是一個驚人的好消息。只要將代謝切換的基本原理應用在我們的生活中，我們就可以減重、增強肌肉、平衡荷爾蒙、增強大腦活力、修復腸道、延緩老化並克服自體免疫性疾病。現在，當我們將這種切換與你的月經週期同步時，你要有心理準備喔！你會發現自己的健康狀態超乎預期。

這正是我的一位患者嘉莉的經驗，她來找我幫助她降低體重指數。她在32歲時健康狀況不佳，她有生育和減肥困難的問題，她的婦產科醫生指出她的BMI過高，這可能會導致她難以懷孕。減掉一些體重可能會提高她懷孕的機會。減重節食失敗早已是嘉莉的家常便飯，所以當她的醫生告訴她減肥是她懷孕的唯一辦法，她非常沮喪。她並不是因為吃太多而超重。事實上，她的飲食習慣非常好，她不是缺乏意志力或紀律，嘉莉嘗試過每一種節食法，而且都嚴格遵循，究竟她錯過了什麼？

答案是代謝切換。我開始為嘉莉規劃不同長度的斷食和不同類型的食物方案，使她能夠進行代謝切換。我教她如何將這種切換與月經週期配合，以支持她的荷爾蒙起伏。在明確規劃代謝切換後，我指導嘉莉遵循這個程序長達90天，然後再來做檢查。就在一個月不到，我接到她的電話，她不僅減掉了5公斤，而且還懷孕了，這就是學習根據月經週期進行代謝切換的力量。

現在，你已經對斷食背後的科學原理，以及為什麼代謝切換有益於健康有了更深入的了解，我等不及要向你說明如何將這些概念應用到你的荷爾蒙需求上。是時候正式學習月經週期斷食療法了！

第四章
········

女性斷食之路

　　布麗姬是一位Ａ型人格的高科技主管，工作非常忙碌，有兩個10幾歲活潑的女兒，她的行程表滿檔，幾乎無法放鬆。布麗姬每日與壓力為伍，她熱愛跑步，運動是她的首選。她跑步是為了維持體重，讓大腦冷靜，幫助她應對繁忙的生活節奏。在她滿40歲時，她感覺自己所向無敵。然而，到了42歲，她變得一團糟。布麗姬首先留意到的主要症狀是體重無緣無故開始增加，尤其是腹部周圍的脂肪。靠著過去的減重妙方，嘗試少吃多運動，但頑固的腹部脂肪卻不為所動。越是透過運動來擺脫新的健康問題，受傷的情況就越多。小腿肌肉拉傷、間歇性下背部問題，以及舊的肩袖損傷不斷出現，這種情況接二連三發生，讓她更無法運動。

　　在沒有跑步作為減重和壓力管理工具的情況下，布麗姬非常沮喪。當她試圖尋找其他替代運動的新生活方式工具時，她的朋友建議她嘗試間歇性斷食。作為一個成就非凡的人，布麗姬想盡辦法學習所有關於如何掌握斷食的知識。首先她不吃早餐，並在咖啡中加入MCT油（中鏈三酸甘油脂油），看看是否可以延長斷食的時間。很快，她發現自己已經掌握了斷食的訣竅，並且喜歡斷食的結果。不久，她迷上了斷食，斷食的時間越長，她的感覺就越好。她的頭腦清晰、精力充沛、冷靜，達到前所未有的感覺。她還留意到，斷食可以節省她的時間，消除飢餓感，並帶給她如同跑步的健身效果。她愛上了這種新式斷食的生活方式！

然而，大約六個月後，布麗姬開始出現一些症狀，首先是心悸。在中午時，她坐在辦公桌前心跳會加速。想到自己的生活充滿各種壓力，她的第一個念頭就是行程太滿終於讓她喘不過氣了。急速的心跳很快變成焦慮，她會在中午突然驚恐發作。她不知道是什麼導致這些症狀發作，更糟糕的是，她不知如何停止。接著，睡眠開始不正常，她無法放鬆身體入睡，經常在凌晨2點醒來後徹夜難眠。有一天早上，她在洗澡時發現大片頭髮脫落。這種情況持續數週，直到她出現明顯的斑禿。她很擔心，於是去看醫生，醫生為她進行全面的血液檢查，結果一切正常。醫生詢問她的飲食情況，布麗姬告訴她有關她的斷食療法。令她驚訝的是，她的醫生建議她停止，並指出斷食對女性不利。這讓布麗姬崩潰了，她感到困惑、沮喪、找不到答案。

幸運的是，她的朋友建議她看我的YouTube影片，關於女性應該如何斷食。她驚訝地發現，斷食不只是不吃東西這麼簡單，而是女性應該以不同於男性的方式斷食——根據每月的荷爾蒙波動來調整斷食的方式。她想，斷食不是問題所在，真正的問題在於她沒有進行月經週期斷食療法，而且沒有根據自己的荷爾蒙波動來改變斷食方式。這些新信息為布麗姬帶來希望，她立即改變斷食方式，以配合每月荷爾蒙的需求，一個月內，她的頭髮不再脫落，焦慮和驚恐發作消失，她又開始一覺到天亮了。

你的月經週期實際上是一場神奇的神經化學反應交響曲，它們完美協調，確保你的生殖系統健康。如果，你現在還認為月經週期很麻煩，那麼我鼓勵你重新思考每個月在你的體內發生的魔力。我們很少討論、評估或將月經週期視為健康的優先事項。這種無知在很多方面影響我們，最終導致我們對生活方式如何影響複雜的荷爾蒙系統一知半解。如果不了解我們的月經週期，我們的荷爾蒙就會受損，也意味著身體都會受到影響。當你學會月經週期斷食療法，你就可以修復這些為你盡心盡力服務的神經化學物質的協同作用。

我之所以知道，是因為和布麗姬一樣，我也是過來人。當我40歲時，我的荷爾蒙在進入更年期初期時出現劇烈的變化，我意識到，儘管我了解月經週期背後的機制，但我並沒有完全掌握荷爾蒙的起伏如何影響我的情緒、工作效率、睡眠，甚至我的動機，我也不知道如何調整生活方式以配合每月的荷爾蒙變化。大部分的人都沒有被教導如何根據荷爾蒙來調整我們的生活習慣。事實上，大多數女性並不知道在28天內會有哪些荷爾蒙起伏。這是一個大問題，並且造成許多女性荷爾蒙失衡。關於如何安排食物、運動、社交行程和斷食等一切的教育需要從青春期開始。為什麼我們不教女性這些資訊？你會發現，一旦掌握月經週期中荷爾蒙的變化，調整生活方式讓荷爾蒙發揮最大功能，你會感覺到自己活力四射。

關於每個月的月經週期，首先，你要知道自己的月經週期獨一無二——所有女性都有不同長度的週期。大多數女性的月經週期大約為28天，有些較短；有些則長達30多天。接著，你要知道的是，荷爾蒙在整個過程中會起伏，不會整個月都保持在一致的水平。了解這一點很重要，因為由於這種上升和下降，在每月的不同時間你會在情緒和身體上感受到不同的感覺。

也許荷爾蒙最複雜的部分是它們會不斷的變化。當我在描述荷爾蒙層次結構時，你會看到每種荷爾蒙對下一個層次的荷爾蒙會相互產生極大的影響。如果一種荷爾蒙停滯，整個團隊有可能會崩潰。了解這些荷爾蒙對你的情緒、睡眠、動機、能量、食慾和斷食能力的影響將改變你的生活。

　　月經週期斷食療法有趣之處在於，你將有機會深入了解這些荷爾蒙。我將說明月經週期主要荷爾蒙，以及它們在整個月中的起伏變化。（如果你目前沒有月經週期，也不要忽略下面一章，因為我想讓你了解這些荷爾蒙對你生活的影響。在第三部，我會說明如何增強這些荷爾蒙，即使你的週期不規律或不再適用於你的年齡。）

你的月經週期

第 1 ～ 10 天

　　在月經週期開始的第一天，你的主要性荷爾蒙——雌激素、睪固酮和黃體素——的水平最低。在經過幾天後，你的下視丘（大腦中負責協調荷爾蒙產生的部分）開始有規律地分泌卵巢釋放卵子所需的荷爾蒙。這種重要荷爾蒙規律的分泌讓雌激素在你的體內慢慢累積，直到在排卵中期（第 13 天左右）達到高峰。

　　隨著雌激素的增加，你會留意到身體和精神上發生的一些變化。首先，雌激素有助於膠原蛋白生成，從而使你的皮膚保持年輕和有彈性。膠原蛋白的增加還可以使你的骨骼強健，韌帶更有彈性，進一步減少受傷的可能性，尤其進階的運動訓練。在更年期隨著雌激素下降，我們會開始出現惱人的皺紋，並且也更容易受傷。

　　雌激素還能讓你心情愉快、思緒清晰、提高溝通能力，讓你更加樂觀。這怎麼做到的呢？雌激素是血清素、多巴胺和去甲腎上腺素的前體，這些神經傳導物質可以讓你保持平靜、快樂和感到滿足。雌激素還能平息大腦的恐懼中心。《生物精神病學》（Biological Psychiatry）期刊上的一篇研究指出，當女性體內雌激素值較低時，她們更容易受到創傷的影響，而雌激素較高時，在某種程度上，可以保護女性免於情緒的困擾。[註1]由於雌激素在月經週期的這個階段不斷增加，你可能會發現自己在心態上比較正面積極，且能夠較輕鬆地處理壓力事件。例如，在雌激素較低的階段，如果發生分手事件可能會讓你更難受，這就是這些荷爾蒙的影響力！

第11～15天

這個階段為排卵期。儘管在這階段3種性荷爾蒙都會發揮作用，但這5天內對你影響最大的是雌激素和睪固酮。雌激素對身心的益處持續增強，而增加的睪固酮可以讓你在這5天感到更有力量和強壯。隨著雌激素激增讓你的思緒更清晰和心情愉悅，睪固酮則帶給你動力、企圖心和能量，這是開始新項目、挑戰艱鉅任務或在日常生活中加入更多待辦事項的好時機，也是一段要求加薪、進行深入溝通或開展新業務的最佳時間點。睪固酮還有助於增強肌肉，因此在這段時間增加力量訓練可能會產生更多的強化肌肉反應。

第16～18天

這是所有荷爾蒙下降的階段。感覺上好像月經週期的第一週，但有一個明顯例外：你的身體不再準備產生雌激素，而是開始產生黃體素。在排卵期間，你可能會感到精力充沛，但當你進入這個階段，你可能會感到精力和思維清晰度開始下降。

第19天～經期開始

這是身體產生黃體素的時刻，這種荷爾蒙可以讓你感到平靜安心。在月經週期的這個階段，你通常感覺不會那麼咄咄逼人、煩躁，反而更喜歡窩在沙發上放鬆，而不是外出社交。黃體素的作用是讓子宮內膜為受精卵在排卵後做好著床的準備。根據你的排卵時間而定，你的黃體素值通常在排卵後6到8天達到高峰。這意味著，如果卵子在週期第14天排出，你的黃體素值將在第19天左右達到最高值。

當你開始建立斷食生活方式，你要特別留意最後一個階段，因為黃體素受皮質醇的影響很大。如果雌激素在胰島素值低的情況下增加，那麼黃體素則是在皮質醇值低的情況下增加。有一種名為DHEA（脫氫異雄固酮）的類固醇荷爾蒙前驅物，你需要它來製造黃體素。如果在每月週期的這個階段，你的皮質醇過多，那麼你將不會有足夠的DHEA來製造黃體素。這種情況很常見，可能會導致月經週期延後、出血量極少、易怒和失眠等問題。長年以來，身為女性的我們不斷抱怨經前症狀，然而，不過是因為我們沒有給予身體適時的需要來製造黃體素。

在我們生活中，有許多情況會導致皮質醇升高而使黃體素下降。當然，生命中難免會發生無可避免的創傷，而且較大的壓力事件往往突然發生，我們只能在經歷這些時刻時進行調整，以降低皮質醇水平。但是，我們日常生活還有其他經常性的輕微壓力源，我們可以事前做好準備，以確保不會導致黃體素下降。其中包括運動和斷食等健康的壓力源。這兩種健康的習慣都會引起皮質醇輕微暫時的升高，儘管最終有助於身體適應和強身，但也可能會導致你的黃體素水平下降。我建議你在經期前一週不要斷食，因為即使是健康的皮質醇輕微上升，也會降低你的黃體素值。這對於進入更年期的女性尤其重要，她們可能還有月經週期，但黃體素值也會隨著年齡增長而下降。

在建立斷食生活方式時，另一個你要留意黃體素的部分是葡萄糖和胰島素對這種神奇鎮定的荷爾蒙的影響。雌激素和黃體素雖然都是性荷爾蒙，我們卻要採取不同的作法。雌激素似乎不受皮質醇的影響，但當葡萄糖和胰島素較高時，雌激素確實會受到影響。當皮質醇較高時，黃體素會受到影響，但實際上你的血液中需要更多的葡萄糖才能達到啟動月經週期所需的水平。如果你在此期間斷食或限制碳水化合物，那麼你可能無法為黃體素提供所需的燃料。我將在第六章對此進行更詳細的說明。

月經週期

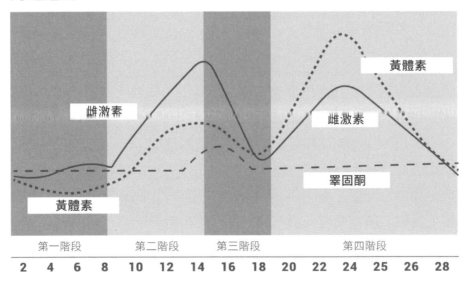

為什麼需要不同的斷食法

　　你看到身體天生的設計是多麼複雜和巧妙嗎？這就是我們需要以不同方式斷食的一個重要原因。男性在荷爾蒙方面相對簡單，他們的荷爾蒙週期是24小時，其中，最主要的荷爾蒙睪固酮每15分鐘進出他們的身體一次。男性無需應對雌激素和黃體素的波動。然而，無論我們是否有月經週期，都必須考慮到三種主要的荷爾蒙：雌激素、黃體素和睪固酮，它們每月都會波動，並且隨著更年期過程而變化。男性可以在每個月的每一天以同樣的方式斷食，而女性則需要注意每月週期中的四個不同階段。此外，有別於男性的斷食方式，當我們進行斷食時，我們還要考慮女性三個重要且獨特的特點：

- 荷爾蒙層次結構的影響力
- 性荷爾蒙的波動
- 體內毒素的影響

荷爾蒙層次結構的影響力

　　第一個原則為荷爾蒙層次結構。它的運作原理如下：催產素可以鎮靜皮質醇。皮質醇激增會導致胰島素增加，胰島素激增會對性荷爾蒙雌激素、黃體素和睪固酮產生直接的影響。當我們進行斷食，我們必須密切留意這些荷爾蒙如何相互影響。

　　它的運作機制如下：你的大腦中有兩個區域——下視丘和腦垂體——可以平衡體內的所有的荷爾蒙。下視丘接收來自內分泌器官的荷爾蒙信息，並利用該信息告訴腦垂體需要製造哪些荷爾蒙。然後，腦垂體接受該指令，並向你的內分泌器官發送荷爾蒙訊息，指示目前還需要哪些荷爾蒙。這就像是航空交通管制台，掃描進站的航班，並協調數千架飛機的降落。一旦飛機著陸後，信號會傳回塔台，表明飛機已安全抵達登機門。

這就是層次結構發揮作用之處。像是航空交通管制台必須決定航班降落的順序，你的下視丘在接收數千個荷爾蒙信號時也會做出同樣的決定。它必須決定身體需要更多哪些激素，以及應該關閉哪些激素。當下視丘接收到來自腎上腺的皮質醇信號時，它會告訴腦垂體出現了危機。隨後，腦垂體會向胰腺發送信號以做好準備來調節葡萄糖代謝，因為組織即將釋放葡萄糖，而胰腺的回應則是增加胰島素的分泌。

胰島素

當體內胰島素激增時，該信號會回到下視丘，告訴腦垂體停止生成雌激素和黃體素，因為危機仍在醞釀中。從進化的角度來看，當危機發生時就沒有必要繁衍後代，因此，這些性荷爾蒙就變得非必要了。你對這種層次結構是如何運作開始有點明白了嗎？皮質醇會啟動整個荷爾蒙的連鎖反應，這就是這個層次結構有趣的地方。如果你知道壓力大會導致胰島素和性荷爾蒙失衡，那麼首先你要關注的是荷爾蒙層次結構的頂端。還記得哪種荷爾蒙位於頂端？催產素。大腦一收到催產素的信號就會關閉皮質醇，從而調節血糖、減少胰島素和重新平衡性荷爾蒙。這種關鍵的荷爾蒙可以使整個系統恢復平衡。

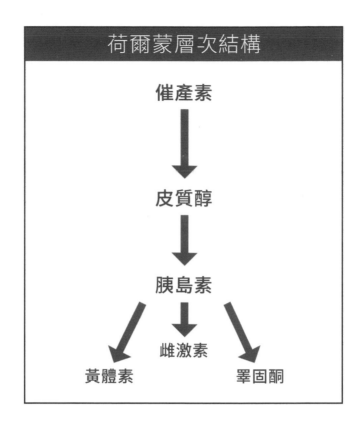

荷爾蒙層次結構

催產素

↓

皮質醇

↓

胰島素

雌激素

黃體素　　　　　　　　　睪固酮

　　　我經常看到女性試圖平衡性荷爾蒙，卻沒有意識到她們需要具有胰島素敏感性並盡量減少皮質醇劇烈的波動。如果一位女性長期處於巨大壓力之下，同時又有胰島素阻抗的問題，那麼平衡性荷爾蒙將會徒勞無功。要真正找到性荷爾蒙問題的根本原因，你需要考慮整個荷爾蒙層次結構。我看到女性因典型的荷爾蒙失衡受苦，如不孕症、多囊卵巢症候群或難以控制的更年期症狀。很多時候，她們用來克服這些問題的治療方法只是解決這個層次結構中的一個部分。當女性發現有助於平衡壓力、胰島素和性荷爾蒙的工具時，最終她會看到這些狀況日漸好轉。

皮質醇

毫無疑問，控制壓力說起來容易做起來卻很難。多年來，我一直苦於皮質醇過多所帶來的精神和身體的影響。我的好朋友告訴我要放慢腳步，多多照顧自己，但這一點都不容易。在閱讀了韋弗（Weaver）博士的《忙碌女性症候群》（Rushing Woman's Syndrome）後，我開始更深入地了解皮質醇對我的荷爾蒙健康產生的負面後果。這激勵了我改變壓力的方式，你很可能也經歷過皮質醇削弱你的荷爾蒙健康，並也體驗過這種層次結構的運作機制。

通常，女性在長期壓力下或之後會出現嚴重的荷爾蒙功能失調。當壓力水平上升，皮質醇就會飆升。皮質醇激增會向身體發出訊號使血糖升高，這是典型的「戰或逃」反應。你的身體就像準備好要逃離追趕你的老虎，迅速釋放儲存的糖分送到肌肉，讓你可以快速採取行動，而身體會透過胰腺產生更多的胰島素來適應血糖激增。如果你想減重，這種化學反應可能對你不利。皮質醇會使你的胰島素上升，就像你吃一塊蛋糕一樣。當你過著高壓的生活，減重可能就會變得很困難。由皮質醇引發的胰島素增加會使你在進行任何飲食、斷食或營養改變難以成功。此外，皮質醇的損害還不止於此，皮質醇持續激增會降低你的性荷爾蒙產量。在長期壓力與經典的西方飲食結合下，你會發現平衡雌激素、黃體素和睪固酮將會是一項困難的任務。

你現在知道為什麼在壓力下無法達成健康的目標了嗎？皮質醇是這場遊戲中的惡霸，確保其他荷爾蒙無法發揮作用。讓人很氣餒，對吧？好消息是，《月經週期斷食療法》不僅可以幫助你解除皮質醇對身體的負面影響，還可以提高神經傳導物質的生成，幫助你更平靜地應對壓力。

另外，請記住，有一種關鍵荷爾蒙可以阻止皮質醇的肆虐，並打破這種長期壓力的循環。這種荷爾蒙位於層次結構頂部，是一種強效的荷爾蒙，可以平衡位於下方所有的荷爾蒙，這個關鍵荷爾蒙就是催產素。

催產素

當你產生催產素時，你的皮質醇會下降，促使平衡你的胰島素值，進而產生更多的性荷爾蒙。你或許知道催產素是愛情荷爾蒙，獲得更多這種荷爾蒙的方式非常有趣！你可以透過擁抱、與最好的朋友聊天、大笑、撫摸你的狗、抱著嬰兒說「我愛你」、懷著感恩的心、依偎、性愛、自慰、冥想、瑜伽、按摩，以及與人進行深入有意義的溝通來獲得催產素。不要認為這些活動是浪費時間，身為女性，你需要大量的催產素，比你身邊的男性需要的更多。最重要的是，催產素位於層次結構的頂部，這意味著它有能力平衡所有其他的激素。催產素對大腦的下視丘有直接影響，當催產素出現時，它會告訴大腦你很安全並充滿愛，危機已經解除。於是大腦會停止皮質醇的產生，這多麼神奇啊！每日獲得催產素對你的健康有極大的效益。

性荷爾蒙的波動

你是否曾經有過那種莫名飢餓難耐的日子？如果你習慣計算卡路里，你可能會因為無法堅持節食而自責。又或是你突然想吃碳水化合物？在那一刻，你只想拿一塊餅乾，結果卻吃掉了整盒？我敢肯定，每位女人在一個月內都會經歷這種嘴饞和渴望的波動，但從沒想過這些渴望與每月荷爾蒙的變化有關。當我們吃下身體渴望的食物，但心裡又告訴我們不應該吃，我們會感到懊惱。如果你的食物選擇權不在於你的心智控制範圍，而是在於你的荷爾蒙，那該怎麼辦呢？

關於這方面，你要了解的重點是，在一個月的週期中，有時斷食很輕鬆，有時很困難，這並不是因為你缺乏自律，而是因為每種性荷蒙對兩種主要荷爾蒙（胰島素和皮質醇）的反應都不同。

雌激素

斷食有助於雌激素，且時間越長越好。在月經週期初期，當雌激素正在增加時，6種斷食法中的任何一種都會讓她發揮最大的作用。原因如下：當體內胰島素較低時，雌激素就會升高。雌激素和胰島素一起和諧共舞，當胰島素升高時，雌激素就會降低，反之亦然。你可以問問任何一位更年期女性：當她進入更年期階段，她可能很難維持體重。在進入更年期的階段，雌激素的急劇上升和下降導致胰島素阻抗上升。有月經週期的女性也會經歷高胰島素對雌激素水平的負面影響。如果胰島素持續保持在高水平，這就會改變腦垂體。腦垂體是大腦中發出訊息通知卵巢釋放雌激素的部分。對於患有不孕症的女性來說，這是一種常見的情況：高胰島素和少量雌激素分泌，進而導致排卵功能受損。

由於斷食可以降低胰島素，因此當身體正在產生雌激素時，所有6種斷食都能發揮效果。在第八章，我將介紹一種名為「斷食週期」的工具，其中將說明如何精確將長時間的斷食安排在月經週期中最恰當的日子。截至目前，請先記住，在體內雌激素水平較低的時間進行斷食，整體上你會比較輕鬆。

睪固酮

　　斷食對睪固酮產生的影響是一個有趣的議題。研究表明，每天間歇性斷食可以大幅增加男性的睪固酮水平，但尚未進行女性的相關研究。在這種情況下，我們必須基於假設並結合臨床經驗來探討這個議題。根據我的臨床經驗，當女性在排卵期間睪固酮上升時，建議間歇性斷食不要超過15個小時。在排卵期間，你的雌激素和睪固酮都處於高峰狀態，而黃體素值則偏低。此時15小時的中等程度斷食是最適合的選擇，不要再延長。每個月的月經週期在這個階段之所以如此特別，是因為所有3種荷爾蒙同時存在，這使你變得異常強壯。當排卵期間雌激素、睪固酮和黃體素達到平衡時，你會處於最佳的狀態。皮質醇會大大降低睪固酮和黃體素，所以此時不適合進行為期3天的清水斷食。

黃體素

　　或許月經週期中避免斷食的最重要時間是在月經前一週。這段時間，你的身體正在產生黃體素。黃體素的兩個特性使斷食不宜在這個階段進行——它對皮質醇和葡萄糖的敏感性。首先，當皮質醇升高時，黃體素會下降。任何升高皮質醇的活動都會降低你的黃體素水平。其次，血糖保持在較高的水平有利於黃體素，因此，任何保持低血糖的飲食（例如生酮飲食）都會對黃體素水平產生負面影響。這兩種對黃體素的影響，使得在月經週期前一週各種長度的斷食都是一個糟糕的選擇。

你的甲狀腺荷爾蒙

另一組不得不提及的荷爾蒙為甲狀腺荷爾蒙，因為它們與你的性荷爾蒙之間存在重要的相互作用。當性荷爾蒙下降時，可能會引發甲狀腺功能低下，導致體重增加、掉髮、疲勞和抑鬱。因為女性患甲狀腺問題的比率是男性的10倍，所以我想確保你了解甲狀腺荷爾蒙的運作原理。

首先，你的甲狀腺需要五個器官才能正常運作：大腦、甲狀腺、肝臟、腸道和腎上腺。你的大腦，特別是位於顱骨底部的腦垂體，會釋放TSH（促甲狀腺激素），該激素會向下移動到甲狀腺並激活甲狀腺，產生一種稱為甲狀腺素或四碘甲狀腺素（T4）的激素。隨後，這種激素進入肝臟和腸道，轉化為另一種甲狀腺激素，稱為三碘甲狀腺素（T3）。這個類型具有生物活性，這意味著一旦它轉化為T3，你的細胞就會接受該激素並利用它進行新陳代謝。重點是，這種甲狀腺激素產生的過程需要你的大腦、肝臟和腸道發揮最佳狀態。此外，你的細胞也需處於最佳狀態，沒有毒素和發炎症狀才能接收這些激素。斷食絕對有助於所有與甲狀腺健康有關的人康復。在附錄C中，我提供了一些我最喜歡的改善甲狀腺功能的斷食方案。

體內毒素的影響

毒素可能以兩種方式影響荷爾蒙。首先，大家都知道，我們環境中稱為內分泌干擾物的化學物質對我們的荷爾蒙產生極大的影響。在我們的世界中，有數10萬種人造化學物質，其中有1千種已被證明是內分泌干擾物，最終可能導致乳腺癌和多囊卵巢症候群等慢性疾病。

第二種不常被談論的是發生相反的情況。荷爾蒙巨大的波動，特別是雌激素和黃體素會導致儲存在各種組織中的毒素釋放出來。鉛儲存在骨骼、肝臟和肺部。汞存在於腎臟、肝臟和大腦中；環境污染物儲存在脂肪組織中；鋁儲存在大腦前額皮質中。當雌激素和黃體素升高時，可能會觸發這些毒素緩慢釋放出來。

這就是女性身體的第三個特點：荷爾蒙激增會導致儲存的毒素從我們組織中釋放出來，尤其是在懷孕期間。根據美國疾病預防控制中心的數據，儲存在女性骨骼中的鉛會在懷孕期間釋放出來，儘管懷孕期間是雌激素和黃體素水平最高的時期，但在排卵時雌激素也會激增，經期前一週黃體素也會激增。當這兩種荷爾蒙升高時，儲存的毒素就會釋放出來。

這就是問題所在。如果你在雌激素和黃體素上升期間進行較長時間的斷食以刺激細胞自噬，你可能會使體內的毒素釋放量翻倍。請記住，當你刺激細胞啟動自噬時，有時細胞內的智能會決定該細胞最好還是死亡。在細胞死亡過程中，儲存在其中的任何毒素都會再次分散到你的體內，最常見的是神經組織和脂肪。**在排卵期間，隨著雌激素大幅增加，鉛等重金屬會從骨骼中釋放出來。如果你在同時間進行刺激細胞自噬的斷食，你可能會發現自己出現一些嚴重的排毒症狀。因此，當荷爾蒙升高時，斷食時間應該縮短。**

我常聽到夫妻決定一起進行斷食，不久他們發現兩人的成效截然不同。在大多數情況下，女性會出現排毒反應，如掉髮、脂肪累積、腦霧或皮疹。如果女性在荷爾蒙激增的同時刺激細胞自噬，她可能會出現比男性更多的症狀。睪固酮不會像雌激素和黃體素那樣會觸發毒素釋放。

「月經週期斷食療法」意味著找到屬於自己的斷食方式，並留意這些荷爾蒙的起伏。幾年前我曾輔導過一位45歲名為裘迪的女性，她想知道如何建立自己的斷食生活方式。她有減重困難、焦慮和體力不支的問題，她的汞和鉛檢測結果很高，這兩種重金屬通常會透過母親傳給孩子，並引起上述症狀。在向我諮詢之前，她一直與先生進行相同強度和頻率的斷食法。斷食對她先生來說似乎毫不費力，而且他的體重下降很快。然而，當裘迪進行斷食，她的體重卻不減反增，她因此感到十分焦慮，尤其是在任何持續超過17小時的斷食期間。當我第一次見到她，她並沒有意識到她需要根據每個月的月經週期來改變斷食習慣。我修改了她的斷食計畫，以便雌激素在排卵期間達到高峰，以及在月經前一週黃體素升高時，大幅縮短斷食的時間，以免刺激細胞自噬作用，這些改變對她有很明顯的幫助，很快她的體重開始下降，焦慮明顯改善，她感覺精力無限。這些是你在斷食時應該有的感覺，但重要的是，你必須留意荷爾蒙激增的時刻。

如果你在建立斷食生活方式時牢記這三個原則，你就能享受斷食的所有好處，而不會像布麗姬和裘迪那樣對荷爾蒙產生負面的影響。斷食可以在許多方面對我們的身心健康產生美好的影響，但我們必須以最適合身體的反應來進行。

現在你已經對荷爾蒙的超能力有更深入的了解，讓我們開始好好規劃，量身定制一個能夠為你帶來健康的斷食生活方式。

第二部

月經週期斷食療法
的技巧

第五章
· · · · · · · · ·

建立獨特的
斷食生活方式

在一體適用的醫療體系所帶來的挫敗中，出現一種稱為個人化醫療保健的新概念，通常稱為功能醫學，其中的關鍵字為「功能性」。你要如何建立一個能讓身體保持在最佳功能的健康計畫？當你被診斷出患有某種疾病，你時常會被貼上標籤，而且似乎無法永久擺脫。高血壓就是一個很好的例子。對於每個被診斷患有高血壓的患者，或許根本原因不同。但傳統醫學對所有高血壓患者都採用相同的解決方案——藥物治療。由於對這種通用方法感到失望，數百萬人紛紛轉向功能醫學，從了解個人健康問題的起因，以及可以採取哪些措施來解決自己的健康危機。

個人化醫療保健並非新式健康療法：我們的老朋友希波克拉底很早以前就強烈主張個人化治療。在他的 70 多部著作中，詳細記載了他對疾病個體差異性的理念。他主張針對不同的病理模式給予不同的藥物，根據一個人的體質、年齡、體格，以及時節等因素來決定開立哪些處方藥物。正是這種整體性——即整個身體——讓許多人意識到其中的重要性。即使症狀可能很常見，但治療方法必須因人而異。

這種個人化的功能性健康方法的核心是一種稱為 n of 1 的概念，通常用於心理治療臨床試驗，並且非常成功。參與 n of 1 試驗的患者是治療決策過程中的積極參與者。在這種治療模式中，醫生與患者合作，找到適合他們的獨特治療方法。這種共同合作的方法已被證明可以改善慢性病患者的健康。[註1] 有充分的證據顯示，參與 n of 1 試驗的患者對自己的病情有更深入的了解和認識，當涉及到健康決策時，他們感覺有更多的自主權。[註2] 這種賦予個人力量的方法不僅有助於治癒你的心靈，還可以治癒你的身體，這就是我希望你在斷食方面採取的方法。

建立斷食生活方式是一段個人之旅，你將探索一條最適合自己的道路。這意味著你要找出如何將斷食融入你的生活，無論你的生活有多麼忙碌。確定每天你要斷食多久是必經之路，一旦你找到了自己的斷食節奏，一切就會變得很有趣。你可以根據身體的需要和目標來規劃斷食長度。當生活事件需要調整你的飲食習慣，例如假期、社交活動和工作安排，你仍然可以規劃自己的斷食時程。大多數的節食法都很嚴苛且難以個人化，往往迫使你要改變生活以配合新的健康計畫需求，而不是輕鬆看待。但從現在起，就讓斷食達成你的目標吧！為了實現目標，在開始這段旅程之前，我們先來看一下我所謂的「四大支柱」。

建立斷食生活方式的四大支柱

☑ 支柱 #1- 確定你的目標

你想透過斷食實現的目標非常重要。我無法告訴你我在線上社群中進行過多少次問答環節，有人會問我：「哪種斷食最適合我？」但願事情有這麼簡單就好！這完全取決於你想透過斷食達到什麼目的，我在本書中概述的6種斷食方式都有不同的療效，所以建立符合你的目標的斷食生活方式真的很重要。你想減重？還是為了提升能量？不要以為我列出6種不同長度的斷食就代表你一定要完成所有6種。通常，我發現女性斷食的原因有三：減重、平衡荷爾蒙和／或改善特定的症狀。

減重

與許多節食一樣，女性在建立斷食生活方式通常會和男性有不同的減重經驗。例如，男性可以開始每天斷食15小時，一個月內減掉13公斤，女性通常不會減重那麼快。我非常讚賞那些一起改變生活方式的夫妻檔，因為與伴侶一起做通常要容易得多，但當其中一方減重速度較快時，另一方往往會感到洩氣。

女性在斷食時要記住的第二件事情是，你可能需要每隔一段時間進行一次更長的斷食。正如我之前提及，加入一次36小時斷食可以大大加快減重效果，尤其是對女性而言。在月經週期的適當時間創造更深層的激效壓力確實可以啟動你的減重效果，只要確保你在正確的時間點進行斷食即可。

平衡荷爾蒙

許多女性發現斷食是調節荷爾蒙症狀，如多囊性卵巢症候群、不孕症和更年期症狀的有效工具。對於這些情況，「月經週期斷食療法」確實很有效。當你開始調節胰島素時，你可能會發現你的性荷爾蒙自然而然就平衡了。雖然如此，但請記住荷爾蒙不斷在變化，所以我會給你一些建議。首先，最重要的是，請務必遵循我在本書第三部分為你概述的斷食方案。

當你的目標是利用斷食來平衡荷爾蒙時，要記住的第二點是要有耐心。我看過有些人需要長達90天的斷食才能找到自己的斷食節奏。當你開始應用代謝切換來調整荷爾蒙，某些情況可能很快得到解決；有些其他的情況則需要時間。我發現荷爾蒙失衡的時間越長，解決問題所需的時間就越長。但當你進行月經週期斷食療法，奇蹟就會發生，所以不要放棄。隨著時間的推移和重複，你會體驗到斷食的效果。

當涉及荷爾蒙失衡，你可能需要進行泌尿荷爾蒙檢測，例如DUTCH檢測，以具體了解哪些荷爾蒙失衡，以及如何規劃適合的斷食法來調整這些荷爾蒙。例如，如果你知道自己的雌激素水平較低，你可能需要在月經週期的前15天進行較長時間的斷食；如果是黃體素較低，那你就要確保在經期前一週不要進行斷食。

改善特定的症狀

許多女性希望透過斷食來克服自體免疫性疾病、癌症、糖尿病、情緒障礙、失智症或阿茲海默症等疾病。再次強調，斷食可以顯著改善這些狀況，儘管每種方法都有其特定的遵循方案（所有方案都詳細列在附錄C中）。你可以將這些方案視為斷食治療計畫。在我的臨床實踐中，我喜歡將斷食作為協助患者的首選工具。如果你患有我列出的任何病症，請務必遵循相關的方案。

☑ 支柱 #2- 改變你的斷食長度

斷食的目標是學習一種對你有效，且能夠毫不費力持續下去的健康習慣。當你第一次學習斷食，最重要的一步是找出適合自己斷食的最佳時間。我在臨床觀察發現，大多數人第一次斷食的最佳時間是在早上11點到晚上7點之間的8小時內。

一旦你習慣了這個基本的斷食時間和長度，你的下一步就是考慮如何開始結合不同長度的斷食，我們稱之為斷食變化，這是確保你的斷食結果永遠不會停滯的一種有效方法。之所以希望你變化斷食的方式有三個原因：避免停滯期、配合你的荷爾蒙激增以及保持靈活性。

避免停滯期

身體天生的設定就是要保持平衡，所以當你每天以相同的方式斷食，你的身體就會開始習慣，這可能意味著當身體適應某種斷食法，你將無法獲得最大的成效，就像任何節食或運動計畫一樣。所以變化很重要，小小的壓力會迫使身體適應並變得更強壯；如果沒有這些壓力，身體就會變得安於現狀。改變斷食時間可以讓身體不斷調整，並給予它足夠的激效壓力，使其持續保持在最佳的狀態。

配合你的荷爾蒙激增

女性的身體要求我們根據荷爾蒙的變化來改變斷食的方式。如果你遵循「斷食週期」方案以配合荷爾蒙波動，你將找到 種讓斷食輕鬆毫不費力的自然節奏。我們的身體天生有一個變化的週期，當我們沒有配合這種週期變化，並相對應規劃我們的斷食，結果就會出現不良的斷食反應。當你根據荷爾蒙激增變化來改變斷食，你就能滿足雌激素和黃體素的需求。當你斷食的時間稍微延長，這有助於雌激素發揮作用，但卻不利於黃體素。

改變斷食的關鍵時間點有兩個：**排卵時荷爾蒙水平達到高峰時和經期開始前一週**。請記住，當你的性荷爾蒙處於高峰（排卵期和經期前一週），你的斷食時間應該縮短。當你的荷爾蒙水平較低（月經週期剛開始和排卵後），你的斷食時間可以延長。在第八章〈30天斷食重置方案〉中你將看到這一切是如何發揮作用。

是否有根據月經週期來改變斷食方式會反應在她的結果。有些女性留意到她們的體重開始增加，有些女性會停經，或者老毛病再次出現。我見過太多女性沒有根據荷爾蒙自然節奏進行斷食，結果導致不良症狀。請牢記，配合身體週期建立的斷食生活方式，將有助於讓你的身體更強健，並且達到最好的成效。

保持靈活性

任何過於僵化且難以遵循的生活方式工具都會隨著時間的推移而失敗。改變斷食方式的美妙之處在於，你可以將其融入生活日常的變化，這種靈活性為你的成功奠定基礎。

我們談論的是假期、假日、作息被打破的日常時間，這些情況可能需要調整斷食時間。例如，有大型辦公室假日聚會，我建議整天進行斷食，然後讓自己在當晚與同事一起享用美味佳餚。如果家人來訪並想外出吃早餐？也許那一天可以完全不進行斷食。或者你正在度假，這時候誰會願意錯過享受美食的機會呢？就好好享受吧！一旦回到家或回到日常生活中，你就可以立即恢復更有規劃的斷食計畫。

靈活性是建立斷食生活方式有趣的原因。你可以根據生活經歷，安排最適合的斷食方式。這是許多節食方式最大的缺點之一，如果你在家有固定的飲食習慣，那麼遵循這種飲食可能很容易。然而，一旦日常生活發生變化，或者參加的社交聚會沒有你的飲食所需的食物，這時你就會陷入該吃什麼的艱難決定，但斷食就沒有這種困擾。

☑ 支柱 #3- 改變你的食物選擇

　　你是否發現自己老是吃同樣的食物？多年來，我經常問女性這個問題，得到的答案都是千篇一律：的確，她們經常重複吃30多種相同的食物。但請跟著我說一遍：當你選擇新的、獨特的、多樣化的食物，你的女性身體就會日漸強健。還記得那些每天要求你吃相同食物的飲食嗎？這不利於你的荷爾蒙和腸道。在下一個章節，我將介紹兩種建議女性的飲食變化：益菌生酮（ketobiotic）和荷爾蒙飽餐飲食（hormone feasting）。

　　我們經常選擇相同食物的原因之一是因為渴望，讓味蕾決定你的食物選擇是很常見的事。**對食物的渴望往往是許多女性難以克服的障礙，如果你的大腦不斷向你發送訊號，表示想吃不利於健康的食物，那麼長期健康的目標就難以實現**。如果這讓你感到沮喪，千萬不要灰心，你可以透過多樣的食物選擇來改變揮之不去的渴望。每次嘗試新的食物，你都在餵養新的微生物。隨著這些微生物的繁殖，它們會向你的大腦發送信號，告訴它對新食物的渴望。大量研究證明，你的微生物基因體對你的食物偏好有很大的影響。例如，你知道你的腸道有一些微生物會讓你想吃巧克力？你可以問任何被診斷出患有念珠菌（一種存活在腸道中的真菌）感染的人，他們會告訴你他們對甜食難以抗拒。這是因為像念珠菌這種真菌會透過向大腦發送信號來影響你的食物偏好，告訴你的大腦它希望你吃什麼來維持生命。聽起來很瘋狂吧！如果你屈服於這些微生物的食物偏好，一遍又一遍吃下它們需要的食物，它們只會變得更強。斷食和改變食物的好處之一是，隨著時間的推移，你會改變腸道的環境並殺死這些微生物。隨著這些微生物死亡，你的渴望也會跟著消失。在我的臨床實踐中，我注意到建立斷食的生活方式比我見過的任何其他工具更能有效地改變飲食渴望，而且研究也證實了這點！

☑ 支柱 #4- 參與相互支持的社群

任何飲食療法之所以成功，其中一個很重要的因素是擁有一個支持的系統。當你身邊有支持你，對這段新旅程和你一樣感到興奮的同好，這種積極的態度會產生連鎖效應。請記住，身為女性，我們是天生社交高手。還記得荷爾蒙層次結構嗎？你的所有荷爾蒙都會受到荷爾蒙女王催產素的極大影響。當你建立一種影響胰島素的斷食生活方式，透過提高最多的催產素來增強效果。與社群中的其他人交流會讓你產生大量的催產素。老實說，我認為這是我的線上社群中女性成果如此驚人的原因之一。我為她們提供一支強大的後援團隊和一個為她們加油打氣的積極社群，沒有什麼比催產素更能讓你心神愉悅了。

社群也是療癒的關鍵，這點我要再三強調。孤立會傷害我們，而社群讓我們團結在一起。當你為自己建立這種神奇的療癒生活方式，請參與其他女性的社群。召集一些朋友一起斷食，一起運動，互相加油，支持彼此。一起經歷挫折，一起享受嘗試新的健康方法並樂在其中，讓社群中的每個人都能有康復的體驗。

生活方式注意事項

大多數女性發現斷食是可以成為一種持續多年的生活方式。考慮到這一點，我想給你一些建議，關於如何建立最適合你的新生活方式。

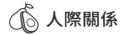 人際關係

關係是首要的考慮因素。原因如下：生活中有很多因素決定你的健康狀況，而人際關係絕對是其中之一。**擁有良好、正向、支持的關係是健康生活的關鍵**。不要忘記，當身邊都是你愛的人，你的催產素會激增。當你在學習斷食的技巧，確保你能夠和所愛的人一起進食。請記住，斷食的生活方式應該是有趣且可以變通，讓你能夠與所愛的人享受生活，同時保持健康。

我經常遇到的一個問題是如何在滿足家庭需求的同時進行斷食。早上你為孩子們準備午餐，晚上你坐下來與家人共進晚餐，不同的食物偏好，在這些基礎上，你如何建立自己的斷食生活方式？這一切都可以規劃。你會發現月經週期斷食療法可以滿足這些需求，靈活有彈性是女性斷食生活方式的根本。

行程表

你也會發現，改變斷食和飲食可以讓你的斷食生活方式適應任何情況。我為女演員凱特‧格雷姆（Kat Graham）規劃的斷食生活方式或許是最具挑戰性的行程安排。當她來找我時，她正在拍一部於夜間拍片的電影，生理節奏完全被打亂！夜間工作的安排迫使她在早上6點入睡，中午開始新的一天。由於工作時間長和作息不規律，她的能量急劇下降，因此我們需要建立一種能夠提升她的粒線體的斷食生活方式。當時她還沒有進行斷食，所以我教她如何進行短暫的間歇性斷食，一直到傍晚之前，喝一些加入MCT油的咖啡，然後用富含蛋白質的素食餐來打破斷食，讓她能夠直接進入她的黃金拍攝時間。這種斷食生活方式的小轉變讓她恢復能量，幫助她度過拍攝電影的嚴酷行程。

🥑 活動程度

　　根據你的活動力來調整你的斷食生活方式可能是關鍵。無論你是一名高效能運動員，還是在辦公室度過漫長的一天需要更多的能量，你都可以根據你的能量消耗需求來調整斷食和飲食時間。我看過一些高效能的女性在她們需要處於最佳狀態的時候建立斷食生活方式。我的患者蘇西是一位37歲的馬拉松選手。在每週例行活動中，她會進行里程較低的跑步，而在其他日子，她會進行長距離跑步。我們根據她的運動計畫建立她的斷食和飲食方式，同時考慮到她的荷爾蒙波動。透過一種客製化的方法，讓蘇西在里程數較少的日子裡傾向於更長的斷食時間，並在長距離跑步前的日子裡縮短斷食時間，結果蘇西不僅耐力提升，她的成績也有進展。如果你有高強度的體力或精神需求，建立斷食的生活方式將提高你的表現，而不是削弱你的體力。

　　希望你能看到這裡有一個模式，你是獨一無二的，因此你要根據自己的荷爾蒙和生活方式來改變斷食和飲食，這將提高你在生活中各方面的表現，並從中得到樂趣。

　　凱西是我的私人斷食團體「重置學院」的成員，她是很好的例子，說明如何運用這些斷食生活方式和改善健康。她是一名45歲進入更年期的女性，患有第二型糖尿病和肥胖症，體重超重將近45公斤，而且健康狀況不佳，她自己心知肚明。她經常四處看醫生找答案，卻常常因為醫生未能提供她可以改變生活方式的建議而沮喪。醫生給她的唯一的建議是減重和控制糖的攝取量。但她該怎麼做呢？多年來她嘗試各種減肥花招，但難逃復胖的命運。她已經準備好採取行動，迫切希望找到一種方法來擺脫血糖失調和對藥物的依賴。

為了更了解第二型糖尿病的根本原因，凱西自己上YouTube找資訊。現在，讓我們停下來想一下，凱西的醫生無法提供更好的營養建議，這讓她感到無能為力，迫使她到其他地方尋找解決方案。社群媒體的好處是你可以自學如何解決許多健康的問題，這是醫療保健領域正在發生的巨大轉變。許多醫生和健康專家在這些平台上提供的建議可能很有價值，需要有毅力找到適合自己的訊息。終於，凱西在斷食的世界中找到了正確的資訊。

　　她的第一步是訓練自己間歇性斷食。在幾個月之內，她減掉了9公斤，這不僅激勵了她，更讓她願意開始評估自己的飲食選擇。她在間歇性斷食生活方式中搭配「30天全食療法」（whole30 diet），結果體重減掉更多。每減掉一公斤體重都會讓她更有動力，她越來越不需要藥物，血糖值也在下降，多年來她第一次感覺到再次掌握了自己的健康。

　　經過幾個月的間歇性斷食，凱西決定更進一步調整她的食物選擇。她學習生酮飲食，並意識到降低碳水化合物的攝取量可以加速她的減重效果。當時，斷食對她的健康非常有幫助，她每天只吃一餐。當她將極低碳水化合物的生酮飲食與每天一餐的斷食生活方式結合起來，結果非常驚人。在凱西當年去看醫生，尋找解決她的慢性健康問題的解決方案9個月後，她體重減掉30公斤。

　　你才是奇蹟，而不是飲食。當我們一起繼續進行這段斷食之旅，請記住，身為女性，你的荷爾蒙驅動著你的生活各個面向。儘管我們可能不喜歡，但我們的荷爾蒙始終控制著一切。無論你是25歲還是65歲，你的荷爾蒙變化都很複雜。這就是為什麼你的斷食生活方式會與你的丈夫、兄弟、兒子或男性朋友完全不同。不要將你的斷食成果與他們進行比較。通常男性進行斷食很快就會看到成效，但女性的情況並非總是如此，你要抱持正向的心態保持荷爾蒙的平衡。

　　如果你在斷食的過程中感到沮喪，我想提醒你，斷食沒有失敗這回事。如果有一天你覺得自己失敗了，要提醒自己這只是一個回饋。你要繼續學習，不要放棄。正是這種挫敗感，你的大腦才會長出新的神經元。失敗是長期成功的必經之路，建立斷食的生活方式會為你帶來前所未有的結果，但你也會遇到挫折。請記住，知識可以為你帶來動力，如果需要，請重溫之前的章節，你要知道，斷食生活方式唯一的失敗就是放棄。你可以做到的！在這段旅程中，我會一步一步引導你。

第六章

· · · · · · · · ·

有助於荷爾蒙
的食物

　　食物不是我們的敵人。事實上，正確的食物可以激發我們神奇
荷爾蒙的超能力。問題在於我們使用食物的方式，正如我們沒有被
教導如何應用月經週期斷食療法，大多數的人也從未意識到，我們
需要在月經週期的不同時間進行不同的飲食方式。我們讓味蕾選擇
我們的食物，而不是我們的荷爾蒙，當你學會根據荷爾蒙的需求來
進食，實際上你可以兩者兼顧。

　　就像建造房子需要良好的地基，透過飲食來支持你的荷爾蒙也
需要一個堅實的基礎，其中有四個重要的原則：成分、血糖值、多
樣性和配合月經週期調整飲食。一旦你了解這些原則，透過飲食以
滿足荷爾蒙的需求就會變得更得心應手。

食物原則 #1 - 成分很重要

　　小時候，我經常和媽媽一起逛超市。和其他孩子一樣，當我們
穿過各個貨架走道，我總會求她買點零食。於是她和我玩一個遊
戲，每當我看到想要的東西，我必須唸出前面四種成分給她聽。如

果糖分出現在前幾行，我就不可以買。有一次我真的很想要水果捲糖，學校所有的孩子都帶著它們在午餐時吃，他們會把捲糖繞在手指上，開心地吸著，我非常渴望想嚐看看，它們真的有那麼不健康嗎？畢竟它們可是「水果」捲糖！但它們第一行的成分是糖，所以，不能買。儘管我非常難過，但我媽媽給我上了寶貴的一課：成分很重要。

當你查看食品標籤，最上層是一個圖表，說明內含的營養素比例，下層是成分清單。大多數人都習慣看上層圖表並直接看卡路里。不幸的是，計算卡路里對我們的荷爾蒙健康沒有任何幫助。另一方面，成分清單對你的荷爾蒙有極大的影響。訓練自己先看成分表，像健康的油脂、有機水果和蔬菜，以及草飼蛋白質等優質的健康成分有助於支持大量的荷爾蒙生成，而人工的化學成分可能會改變你的天然荷爾蒙生成並導致代謝疾病。

當你查看成分列表，我鼓勵你問自己幾個問題。首先，這列表有多長？通常，成分清單越長，食品中可能添加的化學物質就越多。想像一下，你第一次看食譜做菜的情況，這道食譜需要多少食材？也許5到8種？現今的營養標示不僅很長，而且全是難以理解的成分。一個最簡單的原則：如果列表中的成分超過5種就放回貨架上，成分越多就有機會滲入1或2種以上的化學成分。

第二個要問自己的問題是，你是否認識其中的成分。食物的品質非常重要，當你閱讀成分清單，請問問自己是否知道在超市的哪裡可以找到這種成分。如果你從未聽過，也不知道它可能出現在超市的哪個貨架上，那麼它很可能是一種合成的成分，或許會損害你的健康。

要避免的有毒成分

　　這是一個殘酷的現實，食品中所有成分都是安全的時代已經過去了。對於許多食品公司來說，保存期和利潤比你的健康更重要，這就是為什麼我們看到食品中有毒成分不斷增加的原因。其中一些或許你很熟悉。殺蟲劑、防腐劑、色素和人工香料都是常見的食品標籤成分。一個有效的經驗法則是：如果你唸不太出來，那麼它很可能就是一種化學物質。

　　也許這很難理解：對我們健康可能造成危害的成分，竟然一開始就能進入我們的食物，難道沒有針對健康進行食品成分的監管嗎？嗯，以前有，但不幸的是過去幾十年來，關於食品安全的規則出現巨大的變化。因應新興成分而建立的新類別，被稱為GRAS，即「公認安全」。屬於這一類別的成分被認為安全，可能要到未來的某一天才會被證明是不安全的。食品公司不必花費數年時間和數十萬美元來證明某種成分的安全性，反而可以透過美國食品和藥物管理局的專家小組對其進行評估來加快批准速度。如果沒有明確的危害證據，儘管缺乏長期研究，該成分仍可歸類為GRAS。過去二十年來，已有超過50,000種成分被歸類於這個類別。

　　一個常見的GRAS成分的例子是部分氫化油，它曾經被允許在食品中使用，後來卻發現對健康有害。在2015年，當部分氫化油在GRAS名單上多年後，被證實會導致心血管疾病，因而迫使食品公司將其從產品中撤下。[註1]然而，在這之前的60年裡，部分氫化油從未受到挑戰。從美國食品和藥物管理局這種監管不周的情況，引起許多消費者保護團體的關注，你應該留意這些事情。我建議你遠離那些含有不認識成分的食物。一種成分聽起來越神秘，我對它的懷疑就越大。GRAS清單成分的一些例子包括山梨醇、磷酸鋁鈉、BHA（丁基羥基甲氧苯）和BHT（二丁基羥基甲苯）防腐劑、硝酸鹽和亞硝酸鹽等。

更令人困惑的是，有些成分可能聽起來無害，但實際上有害，例如天然香料。我們不是要追求天然的食物嗎？沒錯，但我們要更深入了解這其中「天然」的含義。美國食品和藥物管理局將天然香料定義為「從植物或動物物質中提取、蒸餾或類似衍生的物質，無論是原樣還是經過烘烤、加熱或發酵後，其功能是調味，而不是營養。」這定義中的關鍵部分是這種「模糊成分」的目的是為了風味，而不是營養。估計有3,000種食品添加劑可歸入天然香料類別。根據環境工作小組的說法，許多調味劑是化學物質、載體溶劑和防腐劑，例如丙二醇、脂肪酸聚合甘油酯、脂肪酸甘油酯、苯甲酸和聚山梨醇酯80。[註2]其中你可能已經知道的天然香料成分之一是麩胺酸鈉（味精），這是一種經過證實的神經毒素，在科學上已經證明它與肥胖、阿茲海默症等神經退化性腦部疾病，以及生殖異常有關。[註3]

儘管這可能令人很困惑，但你可以問自己一些簡單的問題，以確保你最終不會吃到富含破壞荷爾蒙的化學物質的食物。

 ✣ 成分列表有多長？
 ✣ 前幾項的成分是什麼？
 ✣ 你認識這些成分嗎？
 ✣ 有沒有任何成分聽起來像是化學實驗的原料？
 ✣ 列出的食材中包含哪些種類的油、糖和麵粉？
 ✣ 是否看到列表中任何的人工色素、香料和染料？

你要查看食材清單，你要吃的食物是來自大自然，而不是化學

105

實驗室。底線是：來自大自然的食物——直接來自大地——這些對你的荷爾蒙最好。以馬鈴薯和薯片為例，從商店購買並在家烹飪的馬鈴薯會比一包用有害油品烹飪並灑上有毒化學物質的薯片更營養。丙烯醯胺（acrylamide）是一種經常噴灑在薯片上的化學物質，動物研究指出丙烯醯胺會導致癌症，並對反覆接觸的工廠工人會造成神經損傷。[註4]

要多吃的食物

一旦你開始認識這些成分並避免攝取，你就可以專注於可以吃的食物。優質食物在許多方面可以支持你的健康。你會注意到我指的是食物，而不是成分。最優質的食物沒有成分列表，新鮮農產品就是一個例子。蘋果不需要標籤，因為它是原始形態，無需任何改變。一旦你開始改變或在原始食物內添加東西，你就會看到該食物上有成分列表。一般而言，進入超市的一個大原則是沿著超市的周邊購買，這一區是新鮮、不含化學物質的生鮮產品。優質食物分為三類：支持你的荷爾蒙產生、增強你的肌肉和滋養腸道微生物基因體（腸道菌群）。

支持荷爾蒙的食物

你的性荷爾蒙——雌激素、黃體素和睪固酮——受飲食的影響極大。如果你在餐廳用餐，並讓這些荷爾蒙為你點餐，那麼它們個別都會要求不同的食物。了解每種荷爾蒙的需求是利用食物讓荷爾蒙發揮最大功能的關鍵。

雌激素在血糖和胰島素值較低時會分泌旺盛，如果雌激素負責點餐，它會要求一份沙拉而不是三明治。麵包會使你的血糖升高，不符合雌激素的需求。一旦你的經期開始，身體的雌激素會升高，透過排卵期間採取低碳水化合物飲食可以讓雌激素發揮最大的作用。如果你正處於雌激素迅速下降的更年期，那麼低碳水化合物飲食就像救生圈，有助於你擺脫減重困難、思緒混沌和熱潮紅的困擾。由於缺乏健康雌激素而不易懷孕的女性可以透過生酮飲食來恢復正常排卵。我喜歡生酮飲食的原因有很多，但對於女性來說，主要是因為它對調節雌激素的影響。許多女性都有雌激素失衡的問題，雌激素過多導致與荷爾蒙有關的癌症率飆升，而雌激素的耗竭則使更年期女性陷入荷爾蒙劇烈的波動，這兩種雌激素極端的情況根源都在於胰島素阻抗。然而，有太多女性完全不知道她們有胰島素阻抗的問題。

在保持攝取低碳水化合物的情況下，雌激素還希望你添加幾種食物。第一種是優質脂肪，特別是富含天然膽固醇的食物。膽固醇是合成雌激素的前體，任何支持健康膽固醇生成的食物都有益於雌激素。如果提高膽固醇的想法讓你憂心，請記住膽固醇有好壞之分。為了產生雌激素，你需要更多被稱為高密度脂蛋白（HDL）的好膽固醇，這種健康的膽固醇對雌激素非常重要，你的奇妙身體在月經週期中會調整你的膽固醇水平，提高你的高密度脂蛋白（HDL），以滿足在週期中身體需要更多的雌激素。[註5]這真的很酷吧！你可以利用飲食來確保身體有足夠的健康膽固醇，以有效合成雌激素。

雌激素也喜歡健康的植物雌激素，這些仿雌激素的植物化合物。當這些化合物進入身體，它們會與雌激素受體點結合，你的身體會將它們視為雌激素。你可能聽過最受歡迎的植物雌激素是大豆，儘管大豆因導致乳腺癌和卵巢癌等荷爾蒙癌症而名聲不佳，但目前的研究證明，有機大豆可以幫助支持保護性雌激素的生成。[註6]關於支持健康雌激素和導致有害雌激素生成的食物有很多混淆的訊息。在飲食中週期性加入少量的有機大豆，如豆腐或毛豆有助於健康的雌激素生成。但大豆並不是唯一的植物雌激素來源，其他有助於降低血糖的植物雌激素包括種子類和堅果、豆類、水果和蔬菜。

支持雌激素的食物

優質脂肪
- 橄欖油
- 亞麻仁油
- 芝麻油
- 酪梨

種子類和堅果
- 巴西堅果
- 杏仁
- 腰果
- 鹽烤花生
- 松子
- 南瓜籽
- 葵花籽
- 核桃
- 芝麻籽

豆類
- 豌豆
- 鷹嘴豆
- 大豆
- 利馬豆 (Lima beans)
- 角豆 (Carob)
- 腰豆
- 綠豆
- 斑豆
- 黑眼豆
- 扁豆

水果和蔬菜

- 豆芽
- 甘藍
- 菠菜
- 洋蔥
- 大蒜
- 櫛瓜
- 綠花椰菜
- 白花椰菜
- 草莓
- 藍莓
- 蔓越莓

~~~~~~

　　食用這些植物雌激素可帶來一系列的健康益處，包括降低骨質疏鬆症、心臟病、乳腺癌和更年期症狀的風險。健康的雌激素生成也是正常排卵的關鍵。在月經週期內，你在排卵前幾天需要大量的雌激素，因此添加優質脂肪和大量植物雌激素非常重要。

　　黃體素是另一種受食物選擇影響很大的荷爾蒙。你可以將黃體素和雌激素視為姊妹，它們可能來自同一個家庭，外表非常相似，但個性卻截然不同。這意味著在食物和斷食方面，你要以獨特的方式對待它們。當雌激素希望你的血糖保持在較低水平時，黃體素則希望你的血糖保持在較高水平。因此，在月經前一週渴望碳水化合物是常見的情況。如果你定期監測血糖，你可能會留意到你的血糖值在經期前一週會自然升高。這是身體的正常反應，以確保你擁有製造黃體素所需的適量成分。支持黃體素生成的食物自然會提高升糖指數。例如，馬鈴薯會導致血糖升高，有助於為黃體素提供所需的葡萄糖激增。但請留意，當馬鈴薯與有害的油品混合後，不久就會引發發炎現象。所以，很抱歉，女士們，不能吃薯條喔！

支援黃體素的食物

根莖類蔬菜

- 白皮馬鈴薯
- 地瓜
- 甜菜根
- 茴香
- 胡桃南瓜 (Butternut squash)
- 蜜堅果南瓜 (Honeynut squash)

- 紅皮馬鈴薯
- 山藥
- 蕪菁
- 南瓜
- 橡子南瓜 (Acorn squash)
- 金線瓜 (Spaghetti squash)

十字花科蔬菜

- 抱子甘藍
- 綠花椰菜

- 白花椰菜

熱帶水果

- 香蕉
- 木瓜

- 芒果

柑橘類水果

- 橘子
- 檸檬

- 葡萄柚
- 萊姆

種子類

- 葵花籽
- 芝麻

- 亞麻仁籽

豆類

- 鷹嘴豆
- 黑豆

- 腰豆

增強肌肉的食物

你的肌肉強度對整體健康影響極大。研究顯示，生活中注重鍛鍊肌肉的女性不僅可以保持代謝健康，還可以增強骨骼、減少憂鬱並延長壽命。鍛鍊肌肉的方法並非只是在健身房裡做運動，它還要靠攝取富含的蛋白質食物。蛋白質可以刺激一種稱為mTOR的細胞修復途徑。當我們進行斷食，我們會刺激細胞自噬途徑；當我們攝取食物，我們會刺激mTOR修復路徑，這是兩種相反的細胞修復機制。如果你想要鍛鍊結實的肌肉，斷食是讓你瘦身的工具，而攝取蛋白質可以幫助你變得更強壯，這是一個美妙的組合。

然而，選擇適合的蛋白質說起來容易做起來難。就像你每天遇到的許多食物一樣，有好有壞。關於蛋白質，你要考量兩大因素：品質和數量。讓我們先從品質談起。蛋白質有兩種形式——動物性和植物性。這兩種類型的蛋白質各有優缺點，了解哪種蛋白質來源最適合你的健康目標非常重要。

構成富含蛋白質食物的關鍵分子是胺基酸，胺基酸不僅是增強肌肉的關鍵，還有助於保持大腦和免疫系統的最佳運作。缺乏胺基酸會導致免疫力下降、消化問題、憂鬱、生育問題和腦霧。由於胺基酸對健康有多種正面的影響，因此，你需要熟悉富含胺基酸的食物。

胺基酸總共有20多種，其中9種被認為是必需胺基酸，這意味著你的身體無法自行合成，必須仰賴外部取得。動物性蛋白質含有最多的胺基酸，可為你提供全部9種必需胺基酸，而植物蛋白則缺乏相同的胺基酸含量。沒有一種植物含有全部9種必需胺基酸，因此你需要確保攝取多種植物性食物，以補充身體所需的胺基酸。許多素食者發現添加胺基酸補充劑很有幫助，因為攝取各種植物以確保獲得完整的9種胺基酸有其困難度。

　　為了增加肌肉，你需要3種特定的胺基酸：亮胺酸、異亮胺酸和纈胺酸，其中亮胺酸最重要。富含亮胺酸的動物性食品包括雞肉、牛肉、豬肉、魚、牛奶、起司和雞蛋。可提供亮胺酸的植物性蛋白質有南瓜籽、白腰豆和豆腐。如果你是一名想要增強肌肉的素食者，請確保攝取足夠富含亮胺酸的食物。如果你發現這些選擇有限，你可能需要添加優質的胺基酸補充品。

增強肌肉的食物

富含亮胺酸、異亮胺酸和纈胺酸的食物

• 雞肉	• 牛肉	• 豬肉	• 魚類
• 牛奶	• 起司	• 蛋	• 南瓜籽
• 白腰豆	• 豆腐		

　　無論是動物性還是植物性食物，你都要確保避免干擾內分泌的化學物質。對於植物性飲食，噴灑在食物上的殺蟲劑會對你的荷爾蒙產生負面的影響；對於動物性蛋白質，你要避免添加抗生素和生長激素的食物。確保獲得純淨、健康食物的最佳方法是盡可能選擇有機、非基因改造、不含抗生素和荷爾蒙的食物。

　　蛋白質第二個要注意的原則是數量。若要利用蛋白質來增強肌肉需要攝入足夠的蛋白質。一餐中需要30公克蛋白質才能觸發mTOR，讓肌肉變得更強壯。[註7]隨著年齡的增長，蛋白質的攝取量變得越來越重要，在40歲以後，我們的肌肉對胺基酸的敏感度

會開始變弱。在年輕時，通常你會認為肌肉是為了穿泳衣好看，但隨著年齡的增長，肌肉對於身體的運作功能變得更加重要。無論年紀多大，你擁有越多肌肉就會越強壯，並在代謝切換方面的運作也會越有效率。

滋養微生物基因體的食物

身體中的細菌細胞數量是人體細胞的10倍。我們體內有90%的細菌都存在於腸道中。當你採取健康的飲食，你會強化存在於腸道黏膜內的有益細菌。有了適當的燃料，這些細菌會分解雌激素以進行排泄，為大腦製造神經傳導物質，平衡你的免疫系統，並提供褪黑激素幫助你入睡。當你攝取不健康的油脂、糖和化學成分的過度加工食品，你會殺死有益細菌，並創造一個有利於有害細菌繁殖的環境。這會讓你極度缺乏微生物基因體，導致焦慮、高血糖、褪黑激素分泌量不足，以及無法分解雌激素以便排出體外。如果這聽起來很像你的情況，你不必驚慌，如果你給這些細菌餵食正確的食物，你可以在短短三天內恢復它們的活力。

細菌喜歡3種類型的食物：益生菌（probiotic）、益生元（prebiotic）和多酚（polyphenol）食物。益生菌食物中含有活性微生物，可以支持神經傳導物質的產生、維生素代謝、免疫功能運作正常和降低發炎。益生菌食物通常是發酵食物，例如酸菜或優格。益生元食物可以餵養腸道中的有益微生物，助長它們繁殖。益生元食物通常含有更多的纖維，使其成為微生物群最佳的燃料。多酚主要存在於植物性食物中，不僅可以滋養腸道微生物，還可以作為抗氧化劑。

為了簡化起見，我將它們稱為「3Ps」。飲食中富含3Ps的食物有助於滋養對荷爾蒙健康極為重要的有益微生物。我在之前提及有助於荷爾蒙生成的食物，而3Ps則是支持健康的微生物基因體，幫助分解這些荷爾蒙，使它們可以供給細胞使用並促進健康的排出。照顧微生物基因體的美妙之處在於多樣化的食物選擇。

富含益生菌的食物

你要關注的第一個P是富含益生菌的食物。據估計，你的腸道內有4,000多種不同種類的細菌，它們都在努力維持你的健康。在你的一生中，你很可能接受過多次抗生素療程，經歷過長期壓力，或者可能服用好幾年的避孕藥。在這些日子以來，你的腸道中的有益微生物早已被消滅。添加富含益生菌的食物是補充微生物耗盡最快的方法。其中效果最強的是發酵食物，內含的微生物被用來分解糖，降低其升糖指數並提供益生菌。在發酵的過程中助長有益細菌在食物中生長，這通常會使食物具有酸味。因此，這將有助於為你的腸道添加新的有益細菌菌株。發酵食物對身體的益處非常廣泛。發酵食物更容易消化，提供比一般蔬菜更多的維生素和礦物質，有助於改善焦慮和憂鬱症狀，並增強你的免疫系統。每種發酵食物具有不同療效。例如，泡菜中的一種蔬菜是發酵的蔥，大家都知道，蔥可以增強抗病毒免疫力。[註8]克菲爾是乳製品的發酵物，可以為你提供數兆種有益細菌，有助於降低不好的膽固醇、血壓，並提供大量抗氧化劑。不過，你要留意這些低血糖指數的食物是否添加了過量的糖。[註9]

幸運的是，越來越多人喜歡發酵食物，你可以在當地商店找到各種發酵蔬菜和乳製品。在家中的廚房製作發酵食物既簡單又安全。我在第十一章將介紹幾種容易在家中製作的發酵食物食譜。

富含益生菌的發酵食品

- 酸菜
- 優酪乳
- 康普茶（紅茶菌）
- 泡菜
- 克菲爾奶
- 醃菜
- 水克菲爾

富含益生元的食物

　　接下來就是第二個P，富含益生元的食物。想像一下，腸道中的有益細菌是你最喜歡的寵物，它們讓你感到快樂和被愛，讓你臉上總是帶著微笑。如果你不餵養這隻寵物，結果又會如何？不幸的是，最終它會死亡，不是嗎？嗯，腸道中的細菌也是如此。它們為你的健康進行神奇的工作，但你必須餵養它們。它們最喜歡的是益生元食物。一些支持健康微生物基因體的益生元食物看起來很像有益荷爾蒙生成的食物，這使得它們對女性特別有益。以下這些是最強效的益生元食物。

益生元食物

- 菊苣根
- 牛蒡根
- 大蒜
- 紅腰豆
- 腰果
- 蒲公英根
- 洋蔥
- 韭蔥 (leeks)
- 鷹嘴豆
- 開心果
- 蒟蒻根
- 菊芋
- 蘆筍
- 去皮豌豆
- 鷹嘴豆泥

多酚食物

　　最後一個要加入飲食中的P是多酚食物。多酚植物性食物富含抗氧化劑，可在腸道內創造一個讓多種微生物繁衍生長的環境。如果益生元食物可以滋養腸道中的有益菌，那麼多酚食物則可以為它們的繁殖創造一個培育園地。一個有趣的事實：兩種多酚含量最高的食物是紅酒和黑巧克力。但在你趕往納帕谷狂飲昂貴的卡本內蘇維濃紅酒之前，請記住這些多酚食物的品質很重要。幸運的是，天然、低酒精、不含有害化學物質的葡萄酒越來越受歡迎，這些葡萄酒的多酚含量更高，並且比超市中行銷的紅酒更能支持健康的微生物基因體。你可以透過尋找生物動力自然農法（biodynamic）、有機或永續等關鍵字輕鬆瀏覽葡萄酒單或當地的葡萄酒商店。你還需要尋找酒精濃度低於13%的葡萄酒，酒精濃度越低，紅酒中的糖分就越少。同樣，你也要像對待紅酒般的仔細挑選巧克力，品質很重要，可可含量超過70%，且添加極少糖分的黑巧克力，會為你的腸道菌群提供比大多數含大量糖分的巧克力棒更豐富的多酚。

　　關於多酚的研究令人印象深刻。富含多酚的食物有助於調節血壓、促進血液循環、減少慢性發炎、預防神經退化性疾病的侵害，並且可以降低血糖值。[註10] 與許多屬於3P的食物一樣，大多數多酚食物都是植物性。其中一組令人驚訝的多酚類別包括香草和香料。人們通常認為香料只是增添食物風味，但其實香料的用途遠不止於此。例如，丁香不僅味道鮮美，而且是多酚含量最高的化合物之一，被證明有助於保護肝臟健康並降低血糖[註11]。這可能是一種有助於斷食療效的香料，你可以納入飲食中。以下具有調節荷爾蒙功效的多酚食物清單不容忽視。

多酚食物

- 朝鮮薊心
- 丁香
- 迷迭香
- 肉桂
- 黑巧克力
- 紅酒

- 綠花椰菜
- 番紅花
- 百里香
- 小茴香 (孜然)
- 橄欖
- 紅蔥頭 (Shallots)

- 抱子甘藍
- 奧勒岡 (牛至)
- 羅勒
- 咖哩
- 歐芹

　　無論你加入的是支持荷爾蒙、增強肌肉還是滋養腸道菌群的食物，關鍵在於要有意識地做出選擇。我們往往會迎合味蕾決定飲食的決策，當你在建立斷食生活方式，你會注意到自己的味蕾會改變，胃口也會變小。不當的渴望或嘴饞會停止，這是我的親身經歷。在我生命的大部分時間裡，我都在與糖和碳水化合物的渴望拉扯，我也是那個常常「餓到爆怒」的人。如果我隔幾個小時不吃東西，在我身邊的人就會很倒楣。一旦我學會如何根據我的荷爾蒙需求自定斷食方案，我的飢餓感和渴望消失了。我知道這聽起來難以置信，但當你學會月經週期斷食療法，你也會發現對食物的渴望減少了。但要留意：這讓有意識地進食變得更加重要，以支持荷爾蒙生成、肌肉生長，以及強化你的腸道菌群。

食物原則 #2- 血糖負荷很重要

每次去看診，醫生評估的關鍵生命指標中都明顯缺少一項檢測——血糖。如果有一種工具可以幫助你了解自己的健康狀況，那就是血糖。血糖超出正常範圍可能表示代謝疾病正在醞釀中。如果女性更了解自己的血糖值趨勢，通常可以預防心血管疾病、高血壓、膽固醇升高、腰圍增加、糖尿病和脂肪肝等疾病。儘管影響血糖的因素很多，但食物的影響最大。然而，你攝入的每種食物都會以不同的方式影響你的血糖。幸運的是，升糖指數可以評估食物對血糖值的影響。升糖指數是針對食物對增加血糖快慢的影響，以1到100的數字排名。接近100的食物會比排名接近1的食物更容易使血糖升高。例如精製碳水化合物的麵包往往在該指數上得分最高；一塊全麥麵包的升糖指數為59；富含纖維和脂肪的食物，如酪梨的升糖指數為15。攝取升糖指數較低的食物越多，胰臟分泌胰島素的需求就越少。當你選擇升糖指數低的食物，你的血糖和胰島素都會降低，這讓你的斷食生活方式更加輕鬆。

你的血糖不是受到卡路里的影響，而是受到食物中宏量營養素的影響。了解這些宏量營養素（macronutrients），或者簡稱「macros」，以及它們如何使血糖升高或降低，是促進代謝健康的關鍵。**選擇預防血糖飆升的宏量營養素有助於讓你更快切換到脂肪燃燒的能量系統**。一旦進行這種轉換，你會發現自己的能量提升，體重下降得更快，並且思維更清晰。這是一個非常重要的概念，因為所有慢性疾病的根源都是那些不斷使血糖升高的食物。

其中有3種主要宏量營養素：碳水化合物、蛋白質和脂肪。這些宏量營養素中的每一種都以不同的方式影響你的荷爾蒙，並以獨特的方式使你的血糖升高。碳水化合物使血糖升高最多，蛋白質其次，脂肪則有助於保持穩定的血糖水平，甚至可能降低血糖。為了保持代謝靈活、平衡荷爾蒙，並訓練身體習慣脂肪燃燒系統，你需要盡可能保持血糖穩定。了解這些宏量營養素非常重要。

碳水化合物

簡單來說，碳水化合物是食物中的糖分、澱粉和纖維素的計量標準。碳水化合物有兩種形式：單一和複合碳水化合物。單一碳水化合物會迅速使你的血糖升高，甚至可能使你的血糖遠遠超出身體可以有效處理的範圍。當身體無法處理食物中突然增加的葡萄糖，它會尋找其他地方儲存這些糖，其中肝臟和脂肪細胞是它的首選。如果你像許多長期採取西方飲食的人一樣，你的身體很可能在肝臟和脂肪中儲存了大量的葡萄糖。倘若這讓你備感壓力，那麼好消息是斷食可以讓你消耗掉所有儲存的糖。在目前的飲食中，若要攝取碳水化合物，關鍵在於少吃單一碳水化合物和多吃複合碳水化合物。由於複合碳水化合物比單一碳水化合物含有更多的纖維，它們比較不會促使血糖升高，可以讓細胞慢慢吸收糖分，從而減少肝臟和脂肪中儲存的糖分。

分辨碳水化合物是單一還是複合最簡單的方法是問自己，這種食物是人造的還是天然的？來自大自然的食物很複雜，含有更多纖維，可以減緩血液中糖的吸收。天然碳水化合物也符合原則＃1中的要求，有助於支持你的肌肉、荷爾蒙和腸道微生物基因體。如果配合你的月經週期，天然碳水化合物是幫助你保持健康的絕佳工具。

另一方面，單一碳水化合物會導致肥胖、免疫功能不佳和雌激素過多。這些食物相對容易辨認，它們大多數都有很長的保存期，並占據超市貨架的中心走道。因為大多數單一碳水化合物都富含糖和防腐劑，以便可以在食品儲藏櫃上保存更長的時間。不幸的是，它們沒有營養價值，對你的健康毫無幫助。屬於這一類的食物有餅乾、薄餅、麥片、薯片、麵包、義大利麵和大多數加工食品。單一碳水化合物不含纖維，容易使血糖升高。隨著血糖的快速升高，隨之而來的是大量的胰島素釋放。隨著葡萄糖和胰島素突然激增，身體會想辦法儲存多餘的物質。每日次數越多，身體就會將更多的葡萄糖和胰島素儲存為脂肪。當你看著鏡子中的自己，對自己的額外體重感到不滿，你要記得，你所看到的所有多餘脂肪都是身體為了拯救你的生命而做出的選擇。它可以選擇將其存放在器官中或儲存成為脂肪，它選擇後者，這是一個比較好的選擇，毫無疑問地也延長了你的生命。

碳水化合物的計量標準

當我們開始了解如何測量這些宏量營養素，重點在於「月經週期斷食療法」是計算淨碳水化合物，而非總碳水化合物。淨碳水化合物是食物中的碳水化合物總含量減去纖維的含量。食物中的纖維對我們有益，能減緩血液中糖的吸收。不含纖維的碳水化合物，就像單一碳水化合物一樣會使血糖迅速升高。當碳水化合物中含有纖維，葡萄糖的升高速度會比較緩慢，讓身體有足夠的時間適當地將糖吸收到細胞中。這是我建議用天然碳水化合物代替人造碳水化合物的一個重要原因。大自然在創造碳水化合物時自有其道理，當你開始了解身體天生的設計，你會發現我們與自然非常相容。來自大自然智慧所創造的複合碳水化合物很快就會成為你的首選。

蛋白質

之前我們提過蛋白質對增強肌肉的力量有幫助，但了解這種宏量營養素對血糖的作用也很重要——對於學習斷食的女性來說，這是一個有用的工具。

蛋白質對你的血糖有三種非常正面的影響。首先，蛋白質分解成葡萄糖的速度比碳水化合物慢。這意味著它不會迅速使你的血糖升高，也不會使胰臟釋放大量胰島素。其次，蛋白質還可以減緩碳水化合物吸收的速度，這對於攝取結合蛋白質和複合碳水化合物的餐點很有幫助。當你在一餐中同時吃碳水化合物與蛋白質，你可能會注意到葡萄糖反應的速度要慢許多。一個很好的例子就是吃牛排配馬鈴薯，單吃馬鈴薯會使血糖迅速升高，通常會促進胰島素阻抗和發炎的進展。但只要將馬鈴薯搭配一點奶油、牛排和沙拉，這麼一來血糖反應就不會那麼迅速。

另一個好處是：蛋白質通常可以抑制你的飢餓感。蛋白質需要更長的時間來消化，向大腦發出你仍然飽足的信號。許多女性發現，使用富含蛋白質的零食來復食可以滿足飢餓感，讓思緒清晰和充滿能量，並且讓從斷食狀態到復食的過程更加順利。

由於蛋白質對血糖的影響，我強烈建議你選擇蛋白質而不是單一碳水化合物，特別是如果你正從每天6餐、高碳水化合物、低脂飲食轉為斷食的生活方式。在飲食中加入更多的蛋白質可以幫助你獲得成功所需的動力。

我要事先警告你：確保不要攝取過量的蛋白質。在本章後半段討論的生酮飲食中，我建議每天攝取75公克蛋白質。超過這個分量，你的血糖可能會飆升太高，使你難以進入生酮狀態。多年前，我有一位朋友第一次嘗試生酮飲食。她決定在一個月內從飲食中去除所有精製碳水化合物。一開始，她飢餓難耐，她發現蛋白質是一種有助於抑制食慾和飢餓的首選食物。幾個月後，她的體重不再下降，她向我尋求解決問題的方法。當我要她計算每天攝入的蛋白質含量，我發現她的蛋白質攝取量在150到200公克之間，這實在太多了！如果減重是你的目標，那麼將蛋白質攝取量保持在適度的範圍內，例如每天75公克，這將有助於確保你的血糖不會飆升得太高而引發胰島素激增。對於我的朋友來說，大量的蛋白質使她的血糖保持在高水平，因此她很難在代謝上從糖燃燒狀態切換為脂肪燃燒狀態。一旦我們將她的蛋白質攝取量降低到75公克，代謝切換就變得更加容易，體重也隨之下降。

脂肪

脂肪無疑是當今的血糖英雄。脂肪不僅可以穩定你的血糖，還能抑制你的飢餓感。如果你向來認為脂肪有害健康，我鼓勵你放下成見，以全新的眼光看待脂肪。脂肪是你的朋友，不是你的敵人，這是控制脂肪攝取量的關鍵：並非所有脂肪都是一樣的。事實上，讓人最容易混淆的營養概念就是好壞脂肪之間的區別。關鍵是：好的脂肪可以滋養細胞；壞脂肪會使細胞發炎，你要盡量攝取好的脂肪，並避免有害的脂肪。

優質的脂肪可以滋養細胞外層，這層細胞膜會決定哪些營養素留在細胞內，以及哪些毒素需要釋放出來。不良的脂肪會使這層細胞膜發炎，阻礙營養物質進入和毒素排出。好的脂肪可以修復這層細胞膜，因此這種細胞調節有助於你的健康。由於細胞的需求，健康脂肪重磅回歸，無脂肪的日子正在迅速消失。營養界開始認識到這種宏量營養素的重要性。一旦你認識到好脂肪的治癒能力，你就會發現富含好脂肪的食品產品隨處可見。

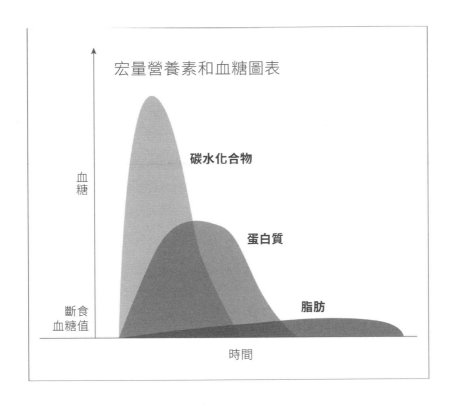

圖表標籤：
- 宏量營養素和血糖圖表
- 血糖
- 碳水化合物
- 蛋白質
- 脂肪
- 斷食血糖值
- 時間

食物原則 #3- 多樣性很重要

　　食物選擇的多樣性是最容易被忽略的營養概念之一。如上所述，不同的食物餵養不同的腸道細菌。限制食物選擇可能限制有益微生物的生長。當你停下來看看自己吃的東西，我想你會發現自己經常反覆吃同樣的東西。我知道，當我第一次檢視自己的飲食，我對自己怎麼會陷入反覆吃相同食物的固定模式感到震驚。如果你想幫助培養更多健康的微生物生長，你需要多樣化的食物選擇。

　　你的食物選擇越多樣化，你的微生物就越能茁壯成長。不同的食物含有不同的營養成分，可以餵養不同的細菌。微生物是活的，需要特定的營養才能生存。例如，普雷沃氏菌屬（Prevotella）中的微生物在碳水化合物中生長得最好；膳食纖維能為雙歧桿菌提供競爭優勢；擬桿菌屬則偏好某些脂肪衍生物。[註12] 有許多糞便檢測可以確定你的體內哪些種類的微生物含量不足，從而為你提供明確的指引，指出你可能需要關注哪些食物以改善微生物的健康狀況。

限制食物的種類通常不是一個有意識的選擇。我們之所以吃相同的食物原因有很多。有時只是因為喜歡、方便或習慣而已。如果多樣性聽起來很困難，我們可以玩一個有趣的「食物多樣性計分表」遊戲。檢視你吃的食物，並記錄在一週內你吃的所有不同種類的食物。計算包括各種蔬菜、水果、肉類，甚至香料等所有食物。我們的目標是努力在一個月內累積高達200種不同類型的食物。這些食物應屬於以下三個類別之一：碳水化合物、蛋白質和脂肪。重要的碳水化合物僅限於來自大自然的複合碳水化合物，像餅乾這類的單一碳水化合物則不算在內。香料也可以計算，這是你真正可以實現多樣化之處。在你的餐點中添加不同的香料，你的計分就會提高。這個遊戲幫助我持續多樣性，確保我的腸道健康。我最喜歡添加到飲食中以增加植物多樣性的一些香料包括：

• 小豆蔻	• 黑胡椒	• 番紅花
• 小茴香（孜然）	• 薑黃	• 丁香
• 芹菜籽	• 迷迭香	• 肉桂
• 洋蔥粉	• 百里香	• 芥菜籽
• 大蒜粉	• 羅勒	• 多香果（Allspice）
• 八角	• 肉豆蔻	

食物原則 #4-
配合月經週期調整飲食很重要

　　如果說飲食變化可以滋養你的微生物，那麼週期性調整飲食則可以滋養你的荷爾蒙。身為女人的美妙之處在於，我們可以根據荷爾蒙模式來調整飲食，我會在第七章教你如何應用「斷食週期」來實現這一點。雌激素在月經週期的初期逐漸升高，這時我們可以進行「益菌生酮飲食」來促進雌激素生成，然後在月經來的前一週，我們可以改為進行「荷爾蒙飽餐飲食」，因為黃體素需要更多的複合碳水化合物。如果你已經停經或月經週期不規律，你可以應用本書第三部為你設計的「30天斷食重置方案」，以確保你在30天內適時調整飲食和斷食。我們的荷爾蒙有其週期變化，所以我們的飲食和斷食也該如此。我們可以利用荷爾蒙作為指引，告訴我們如何確實做到這一點。

　　我明白配合月經週期會使你的食物選擇變得更為複雜。但身為女人的迷人之處就在於你的身體非比尋常。請記住，你的荷爾蒙就是你的超能力，當你根據荷爾蒙波動選擇食物，你將增強這些力量。在第八章和第九章中，我會提供兩種方法，讓你輕鬆了解最適合支持你的荷爾蒙的食物和斷食方式。一旦你了解自己的荷爾蒙模式，你就會發現，根據這些模式調整飲食不但有趣且輕鬆，而且還會讓你感到充滿無限可能。

整合各種方法

在了解四大飲食原則後，讓我們將它們整合成為一個容易遵循的系統。有兩種主要的飲食方式最適合你的荷爾蒙。**一種是有助於調節血糖，促進雌激素生成；另一種則是刻意提高血糖，以滿足黃體素的需求。**這兩種飲食方式包含所有四種飲食原則，並為你提供在整個月經週期中遵循的結構。如果你沒有月經週期或已經停經，這些方式對你仍然有幫助，只是你無需根據月經週期來調整飲食。在第八章中，我會提供一個「30天斷食重置方案」，讓你在無具體的月經週期下，仍然可以充分利用這些飲食方式獲得最大的成效。

益菌生酮飲食

就像女性需要以不同的方式斷食一樣，女性在進行生酮飲食時也是如此。男性可以戒除所有碳水化合物並仰賴酮體茁壯成長，但女人需要更多的碳水化合物和蛋白質來生成性荷爾蒙。當生酮飲食剛流行時，我有些擔憂。如果你將碳水化合物保持在最低限度，那你在飲食中如何安排蔬菜和水果呢？大自然為我們提供一些神奇的植物性食物，對我們的健康非常有益。然而，低碳水化合物的飲食可以為你的血糖、脂肪燃燒力和改善健康的雌激素產生奇妙的作用。為了將所有這些很好的食物概念結合，我創建一種名為益菌生酮（ketobiotic）的飲食法。益菌生酮飲食的宏量營養素與傳統生酮飲食略有不同。益菌生酮飲食中的「生物／益菌」（biotic）部分非常重要，不僅可以增強你的微生物健康，還可以攝取必要的食物來餵養微生物，從而幫助你分解雌激素以進行排毒。

益菌生酮飲食最簡單的方式為：攝取蛋白質、各種蔬菜和水果，並多攝取健康的脂肪。原則如下：

- 每日淨碳水化合物的攝取量不超過50公克。
- 以天然碳水化合物為主，如蔬菜和綠葉蔬菜。
- 每日優質蛋白質攝取量不超過75公克。
- 飲食中有60%以上的食物來自於健康脂肪。

益菌生酮飲食的好處不勝枚舉。首先，如果你想減重，益菌生酮飲食可以保持低血糖水平，讓你更快切換到燃燒脂肪的能量系統，這也有助於雌激素有效地生成。益菌生酮飲食還考慮到女性對更多蔬菜的需求，你的肝臟和腸道都需要蔬菜來維持健康。這兩個器官對於有害雌激素的解毒非常重要，因此你需要確保為它們提供所需的營養。

這種飲食對女性之所以效果顯著的另一個原因是它會引發酮體激增。酮體具有療效，尤其是對大腦主要的荷爾蒙控制中心——下視丘和腦垂體。益菌生酮飲食為你提供一個保持低血糖、支持肝臟和腸道，以及使用酮體為大腦提供能量的完美組合。

荷爾蒙飽餐飲食

當生酮飲食廣為流行之際，許多女性面臨的挑戰之一是她們停止攝入支持黃體素生成的食物。荷爾蒙飽餐飲食將這些關鍵營養物質重新納入你的飲食中，增加黃體素以改善你的情緒，讓你的認知思緒更清晰，提升你的睡眠品質。

荷爾蒙飽餐飲食富含碳水化合物，目的是為你提供更多的營養以支持黃體素生成。荷爾蒙飽餐的日子會提高你的血糖水平，很可能讓你脫離生酮狀態，這對於黃體素的產生很重要。荷爾蒙飽餐飲食還可以讓你多吃水果，包括莓果、蘋果、柑橘和熱帶水果，為你的腸道微生物提供在益菌生酮飲食期間無法獲得的新燃料。

荷爾蒙飽餐期間的飲食原則如下：

- 每日淨碳水化合物攝取量不超過 150 公克。
- 以天然的碳水化合物為主，如根莖類蔬菜和水果。
- 每日蛋白質攝取量不超過 50 公克。
- 根據需要攝取健康脂肪。

我在 40 多歲時才發現荷爾蒙生成日，當時我的黃體素值下降的速度比適齡還要快。生酮和長時間的斷食對我的體重和思維清晰度非常有效，以至於我整個月都保持在低碳水化合物飲食的狀態，因此，造成我的月經週期不規律、頭髮稀疏和經常焦慮。我需要找一種可以大幅提高黃體素生成的飲食法。儘管我很喜歡用斷食作為治療工具，但在增加黃體素方面，食物就是關鍵。促進黃體素的食物非常美味，例如南瓜、豆類、藜麥、馬鈴薯、草飼牛肉以及熱帶水果和柑橘類水果 （我在附錄 D 中列出 些我最喜歡的荷爾蒙飽餐食物更完整的列表。）在月經週期的正確時間點改為荷爾蒙飽餐飲食，這對我的黃體素生成具有神奇的作用，並且迅速解決我不樂見的症狀。

我發現許多女性在荷爾蒙生成日面臨的最大心理障礙是擔心體重增加。我希望你明白一個重要的概念，當你根據荷爾蒙的需求進食和斷食，你的體重就會下降，即使有時你可能會覺得自己吃太多碳水化合物。我知道這聽起來很瘋狂，但這是斷食生活方式一個主要的好處。當我們違反荷爾蒙的需求，體重往往減不下來。益菌生酮和荷爾蒙飽餐飲食都是促進健康的飲食方式。體重超重可能是健康狀況不佳的徵兆，當你學會斷食並根據荷爾蒙的節奏進食，體重自然會減輕。

進行這兩種飲食方式最簡單的方法是，當荷爾蒙在排卵時和經期前一週達到高峰，你要滋養它們，你要切換至荷爾蒙飽餐飲食。當荷爾蒙下降處於最低值，即在月經週期的前 10 天和排卵後 5 天，你要進行益菌生酮飲食以保持較低的胰島素水平。這兩種飲食方式之間的切換可以讓你仿效原始祖先賴以生存的飽餐／飢餓循環，並完美地配合你的荷爾蒙需求。

準備好將所有這些資訊整合成一個適合你的飲食方案了嗎？在下一章中，你將學習一種稱為「斷食週期」的工具，它將整合到目前為止你學到的所有概念，並為你提供一種根據月經週期來規劃斷食和進食的策略。

第七章

· · · · · · · · ·

斷食週期

　　女性的身體很複雜，因此斷食不只是13小時不進食這麼簡單。與男性不同，我們需要考慮各種荷爾蒙，所以根據月經週期進行斷食非常重要，而且效果驚人：如果時間安排得當，你將平衡你的荷爾蒙，增強你的能量，成為燃燒脂肪的高手，且能預防疾病。這其中有很多細節，為了簡化，我創造一個稱為「斷食週期」的概念。我希望你將斷食週期視為一張地圖，與所有地圖一樣，你可以選擇幾條不同的路線來到達同一個目的地，你有多種選擇。斷食週期與第二章提及的6種斷食方式具有相同的靈活性。一旦你了解斷食週期背後的關鍵概念，你將在下一章中看到我們如何在「30天斷食重置方案」中付諸實踐。

斷食週期如何運作

　　首先，斷食週期將你的月經週期分為三個階段：能量高峰期、蓬勃發展期和滋養期，並以影響每個階段情緒的荷爾蒙命名。這些名稱旨在幫助你記住每個階段的重點。例如，在能量高峰期，你的重點是進行更長時間的斷食以加速康復，而在滋養期，你要放寬斷食的時間，並用更多健康的食物滋養自己。

儘管斷食週期以30天為一個週期，但每位女性的週期長度不同。如果你的週期是28天，那麼你要使用這個斷食系統直到第28天。一旦月經開始，你將重新回到第一天。如果你的週期為32天，你就繼續遵循最後一個階段（滋養期）的指導原則，直到月經來，然後再重新開始週期。

　　這裡沒有一種適合所有人的方法。雖然我會為每個週期提供斷食和飲食建議，但請嘗試每一個選項，看看哪一種最適合你。使用「30天斷食重置方案」作為初始規劃，以包含這種斷食理念將會有所幫助。如果你是斷食新手，沒有規律的月經週期或已經停經，下一章中的「30天斷食重置方案」將有更多的結構說明，以便將這種斷食理念付諸實踐。當你了解了月經週期斷食療法，你就可以使用斷食週期作為更長時間斷食的指南。

　　請記住，將斷食時間延長一點，比你習慣的時間更長，這樣可以在細胞中產生激效壓力。正如之前提及，漸進式刺激身體適應新的壓力源是加速康復過程的一種好方法。不要害怕嘗試一些較長時間的斷食，只要確保在月經週期的正確階段進行即可。

　　當你找到自己的斷食節奏，強大的療癒成效就會產生。以我的一位患者為例，我建議她嘗試斷食週期以克服不孕症。35歲的艾米非常渴望懷孕，她的婦產科醫生告訴她，除非減肥，否則她幾乎不可能懷孕。她已經肥胖多年，嘗試各種方法節食，但幾乎毫無進展。她早已放棄任何飲食對她有效的想法。他們夫妻多年來一直試圖懷孕，差點要接受昂貴的試管嬰兒治療。在醫生建議她懷孕的唯一途徑是減肥後，艾米對此感到沮喪，她知道是時候必須要嘗試不同的方法了。在她研究生育能力的過程中，她發現了斷食。斷食是否是她在減重和生育方面缺少的工具？她沒有意識到根據月經週期安排斷食的重要性，因此開始學習斷食策略並迅速獲得成果。在她有生以來，她的體重第一次開始下降，她對自己的斷食經驗非常開心，除了一個問題：她的月經週期消失了。儘管她對自己的體重很滿意，但是對於想要懷孕的女性來說，沒有月經週期是一個天大的問題。

在萬念俱灰之下，她聽從一位朋友的建議觀看我的 YouTube 頻道。艾米如久旱逢甘霖，全心投入閱讀我為女性製作的所有斷食影片，她希望根據她的荷爾蒙情況調整斷食時間，好讓她達到渴望的減肥效果，同時又能懷孕。為了盡快得到結果，艾米加入了我的「重置學院」，並開始在我們每週的通話中提問。我教她如何規劃斷食時間，使用斷食週期來調整她的荷爾蒙並恢復月經。一旦她找到與月經週期配合的斷食節奏，她的月經就恢復正常了，體重也達到多年來的最佳狀態。在遵循這種新的斷食方案四個月後，艾米懷孕了。當我說斷食可能是荷爾蒙最好的朋友，也可能是最大的敵人時，我並不是在開玩笑，這完全取決於你如何應用斷食。

如何應用斷食週期

　　3個階段、5種荷爾蒙、6種不同的斷食長度、2種核心飲食方式：你準備好學習如何使用這個工具了嗎？讓我們現在就深入來了解每一個階段。

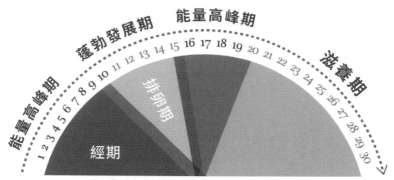

斷食的力量和你的月經週期

第1～10天	第11～15天	第16～19天	第20天～經期開始
能量高峰期	蓬勃發展期	能量高峰期	滋養期
(經期) *	(排卵期) *		
斷食：	**斷食：**	**斷食：**	**不斷食**
13 ～ 72 小時	13 ～ 15 小時	13 ～ 72 小時	
飲食：	**飲食：**	**飲食：**	**飲食：**
益菌生酮	荷爾蒙飽餐	益菌生酮	荷爾蒙飽餐

斷 食 週 期 表

能量高峰期（第1 ～ 10天和第16 ～ 19天）

- ✦ 建議斷食長度：13 ～ 72小時
- ✦ 飲食風格選擇：益菌生酮飲食
- ✦ 重點荷爾蒙：胰島素、雌激素
- ✦ 修復重點：細胞自噬和生酮狀態

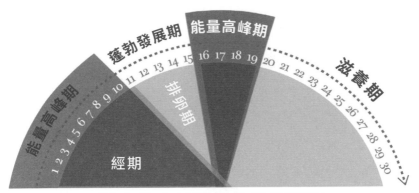

斷食的力量和你的月經週期

第1~10天	第11~15天	第16~19天	第20天~經期開始
能量高峰期	蓬勃發展期	能量高峰期	滋養期
(經期)＊	(排卵期)＊		
斷食：	**斷食：**	**斷食：**	不斷食
13~72小時	13~15小時	13~72小時	
飲食：	**飲食：**	**飲食：**	**飲食：**
益菌生酮	荷爾蒙飽餐	益菌生酮	荷爾蒙飽餐

能 量 高 峰 期

　　在你的月經週期中，有時可以進行積極的斷食（超過17小時），有時則不然。你的強化階段是那些你可以使斷食發揮最大療效的時期，**主要是因為這時你的性荷爾蒙水平在最低的狀態**。在月經週期中，你有兩個低點時期：一個是月經開始出血，另一個是排卵後。通常在這些日子，你的情緒較穩定，精力充沛，飢餓感也較少，因此是延長斷食時間的好時機。

在第一個能量高峰期（第1～10天），你的身體專注於產生雌激素，你需要雌激素向卵巢發出信號以釋放卵子。如果少了雌激素就無法排卵。在這個階段開始，你的身體會慢慢產生雌激素，並在接近週期的第10天，你的身體會產生更多的雌激素。如果你遵循高碳水化合物飲食，每天吃6餐，那可能會在無意中使胰島素過高，進而不利於雌激素分泌。過量的胰島素不僅會使雌激素生成不足，長期來看還會導致睪固酮生成過多。這是典型的多囊性卵巢症候群（PCOS）的情況。對於更年期女性來說，情況剛好相反。隨著更年期雌激素的自然下降，胰島素阻抗變得更加普遍，這就好像蹺蹺板，當胰島素上升，雌激素就會下降，反之亦然。

在第二個能量高峰期（第16～19天）荷爾蒙分泌量又大幅下降。在月經週期的這個階段，你正從生育期荷爾蒙激增的情況中逐漸恢復，你可能感到性趣缺缺，思緒混沌、缺乏動力和精力大不如前。因為你的荷爾蒙水平處於較低點，這短暫的4天是進行超過17小時斷食的絕佳機會，以刺激細胞自噬、修復腸道、燃燒更多脂肪、改善多巴胺途徑，或重置你的免疫系統。

在這個時期，你要觸發兩個修復過程：細胞自噬和生酮狀態。雖然較短的斷食（少於17小時）可以提高你的脂肪燃燒能力，但較長的斷食可以啟動細胞修復力。身體的某些區域比其他區域對細胞自噬反應更敏感，而構成大腦荷爾蒙控制中心的神經元和卵巢外膜細胞膜透過細胞自噬的修復效果驚人。這對你的荷爾蒙來說是個好消息。健康和平衡的荷爾蒙分泌需要你的大腦和卵巢保持健康。多年的高胰島素水平和反覆接觸有毒物質會導致這兩者變得遲鈍，使荷爾蒙陷入劇烈波動的狀態。就像你的水槽被廢物堵塞，毒素和高胰島素會堵塞你的大腦和卵巢的細胞，從而使荷爾蒙的分泌失衡。定期刺激細胞自噬可以快速修復這個系統，不過你要確保在能量高峰期進行。

　　如果細胞自噬是清除細胞，生酮狀態就是提供酮體燃料為細胞供給能量。酮體就像是粒線體的火箭燃料，如同你需要為手機充電以維持運作，你的粒線體也需要定期補充酮體以保持最佳狀態。能量高峰期的細胞自噬和生酮狀態為調節荷爾蒙的器官提供一個強大的康復組合，所以，此時是進行較長時間斷食的好時機，以確保這些器官充滿活力，為下一階段的荷爾蒙生產做好準備。

　　就能量高峰期的食物選擇，我強烈建議以保持低血糖和胰島素為主，這時非常適合採取益菌生酮飲食方式，這種減少碳水化合物攝取量，同時增加優質脂肪攝取量，並保持適量的蛋白質，是搭配斷食的一種完美飲食方式。在我的能量高峰期，我經常在斷食17個小時後，用優質脂肪來復食，比如酪梨配酸菜，淋上亞麻仁油，然後晚餐吃一份草飼牛排和一份大份沙拉。我把水果和澱粉（如地瓜）留到荷爾蒙飽餐的日子。你將在第十一章中找到一些很棒的益菌生酮食譜，並在附錄B中找到我最喜歡的益菌生酮食物清單。

蓬勃發展期（第11～15天）

✦ 建議斷食長度：<15小時
✦ 飲食風格選擇：荷爾蒙飽餐飲食
✦ 重點荷爾蒙：雌激素、睪固酮
✦ 修復重點：支持健康的腸道和肝臟

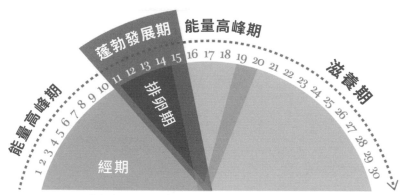

斷食的力量和你的月經週期

第1～10天	第11～15天	第16～19天	第20天～經期開始
能量高峰期	蓬勃發展期	能量高峰期	滋養期
（經期）*	（排卵期）*		
斷食：	**斷食：**	**斷食：**	**不斷食**
13～72 小時	13～15 小時	13～72 小時	
飲食：	**飲食：**	**飲食：**	**飲食：**
益菌生酮	荷爾蒙飽餐	益菌生酮	荷爾蒙飽餐

蓬 勃 發 展 期

　　如果真要選出月經週期中我最喜歡的部分，那就是蓬勃發展期，此時雌激素和睪固酮達到高峰，黃體素會輕微激增，所有這些荷爾蒙完美地發揮協同作用，讓你心情愉悅感覺美好。在這短短的

5天裡，你不僅準備好懷孕，而且雌激素激增將激發創造力，美化你的頭髮和皮膚，使你成為一個健談者。當雌激素在高峰時，你可以輕鬆同時處理很多事。但在這個階段，你的荷爾蒙幸福感不僅來自雌激素的大幅上升，還有來自大量的睪固酮。這不僅會激起你的性慾，還會增強你的動力。如果你想參加馬拉松比賽，你不妨在這個階段參賽，你可能會驚訝於自己有多麼強壯和有力量。你需要與某人進行有難度的溝通嗎？把握這個時機點，因為荷爾蒙高峰期會增進你的溝通技巧。最後，這段時間，你的黃體素會出現少量激增，讓你感到心平氣和。在這個階段，你的荷爾蒙確實讓你感覺自己很不可思議。

在蓬勃發展期，**我們的修復重點從生成荷爾蒙轉向代謝荷爾蒙**。代謝荷爾蒙意味著兩件事：將荷爾蒙分解成可用的形式，以便更容易被細胞使用，並準備將其排出體外。幫助你代謝荷爾蒙的兩個器官是肝臟和腸道，當這兩個器官處於最佳狀態，你的荷爾蒙超能力將在這段時期達到巔峰。

雌激素是一種非常需要排毒的荷爾蒙。當雌激素沒有被分解且沒有排出體外，它就會滯留在你的組織中。尚未代謝的雌激素會導致許多與荷爾蒙有關的癌症，包括乳癌，並產生一系列經前症候群，如乳房脹痛、夜間盜汗、情緒不穩定，甚至體重增加。因此，你需要利用蓬勃發展期來促進雌激素分解和排出體外。

最好的方法是將你的焦點從長時間斷食轉移到滋養肝臟和腸道的食物。荷爾蒙飽餐飲食可以促進膽汁產生，從而分解脂肪，透過刺激胃酸和胰酶的正常產生來改善消化，並加強身體對維生素 B_{12} 和鐵等關鍵維生素的吸收。

荷爾蒙飽餐的食物清單很長，但其中一些對支持健康的荷爾蒙代謝特別重要，包括：

- 十字花科蔬菜，如綠花椰菜、抱子甘藍和白花椰菜。
- 綠葉蔬菜，如芝麻葉、綠捲鬚萵苣（frisée）、羽衣甘藍和西洋菜。
- 苦味生菜，如菊苣、蕁麻、苦苣（endive）和蒲公英葉。
- 芝麻和亞麻仁籽。
- 發酵食品，如酸菜、泡菜和優酪乳。
- 鮭魚。
- 藍莓、覆盆子和波森莓。
- 不同種類蘋果品種，像是青蘋果和翠玉蘋果（Newtown Pippins）。
- 綠茶和蒲公英茶。
- 薑黃、小茴香、番紅花和蒔蘿等香料。

在這個階段進行斷食，重點是保持斷食時間在 15 小時以內。還記得女性為何需要以不同方式進行斷食嗎？其中一個原因是荷爾蒙激增會釋放組織中儲存的毒素。如果你處於斷食狀態超過 17 小時，這時會引發細胞自噬造成更多的排毒反應，例如噁心、嘔吐、腦霧、嗜睡、焦慮或肌肉疼痛，進一步可能會產生身體不適。然而，這時你正處於蓬勃發展期，但如果你不縮短斷食時間並採取荷爾蒙飽餐飲食，你可能會感到非常不舒服。

接下來我們來看一下睪固酮。在蓬勃發展期，你的睪固酮會激增至最大化。對女性來說，睪固酮是一種奇妙的荷爾蒙，它賦予我們動力，也能激發我們的性慾。如果在這個階段，你沒有感覺到這些特徵，這代表你的睪固酮水平可能較低。食物和斷食並不是提高睪固酮生成的最佳工具，排除生活中的毒素和主要壓力源才是平衡睪固酮水平最有效的步驟。鄰苯二甲酸酯（Phthalates）對睪固酮的產生具有極大的破壞性，這些毒素就像睪固酮合成的版本，能夠進入你的細胞。但就像合成雌激素對你的細胞起不了作用一樣，合成睪固酮也是如此。不幸的是，鄰苯二甲酸酯最常見於塑膠和具有強烈香味的個人護理產品中，例如商業香水、洗髮精和乳液。儘管它對睪固酮水平的影響最大，但避免使用鄰苯二甲酸酯對於整體荷爾蒙健康是明智之舉。如果你有睪固酮值低下的跡象，我強烈建議你避免使用塑膠製品，並尋找天然來源的美容和香氛產品。

在這個階段，壓力也可能影響荷爾蒙，透過抑制黃體素和睪固酮的產生，這兩者都需要大量的類固醇DHEA（脫氫異雄固酮）。皮質醇也需要DHEA才能產生。在壓力之下，身體會優先產生皮質醇，而不是黃體素和睪固酮。這可能會耗盡你的DHEA儲備量，導致這兩種性荷爾蒙水平降低，因此在蓬勃發展期，你可能會感覺性慾和動力缺缺，以及極度焦慮，這種感覺一點都不好受。你可以簡單透過荷爾蒙檢測檢查你的DHEA值，以便確定你的壓力水平是否會影響這些必要的荷爾蒙。

滋養期（第20天～月經開始的第一天）

- ✦ 建議斷食長度：不斷食
- ✦ 飲食風格選擇：荷爾蒙飽餐飲食
- ✦ 重點荷爾蒙：皮質醇、黃體素
- ✦ 修復重點：降低皮質醇

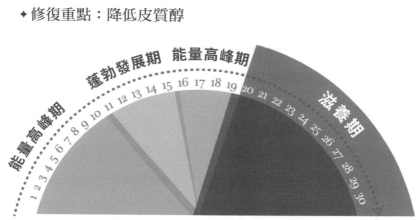

斷食的力量和你的月經週期

第1～10天	第11～15天	第16～19天	第20天～經期開始
能量高峰期	**蓬勃發展期**	**能量高峰期**	滋養期
（經期）＊	（排卵期）＊		
斷食：	**斷食：**	**斷食：**	不斷食
13～72 小時	13～15 小時	13～72 小時	
飲食：	**飲食：**	**飲食：**	**飲食：**
益菌生酮	荷爾蒙飽餐	益菌生酮	荷爾蒙飽餐

滋 養 期

在這個週期中，你要特別關照自己。我是認真的！身為女性，我們經常為他人付出，把自己的需求放在最後。不管你相信與否，這對我們的荷爾蒙影響極大。忙碌奔波、總是先顧及他人的需求，以及睡眠不足帶給身體的壓力，都會破壞我們最重要的荷爾蒙之一：黃體素。黃體素會讓你感到平靜安心。當我們在這個階段不重視它時，我們可能會陷入混亂脫序的情境。因此，這個階段稱為「滋養期」，也就是利用這一週來滋養你的身體，讓黃體素發揮最大的作用。

在這個階段，你可以透過三種方式滋養自己。第一，不要進行斷食。因為就像運動一樣，斷食也會造成皮質醇的小幅上升，皮質醇上升不利於黃體素的產生。此外，過度運動也會使皮質醇升高，若在經期前一週，將身體推向極限可能會導致黃體素儲備量耗盡，因此請將運動從高強度活動轉為瑜伽、健走或長距離散步等更緩和的活動。

在這個滋養期，最好的食物選擇就是恢復荷爾蒙飽餐飲食。你可以繼續吃在蓬勃發展期為肝臟和腸道健康所吃的食物，再加上更多的澱粉類，如馬鈴薯、豆類和南瓜（療癒美食！）。身體天生美妙的設計讓我們在滋養期具有更強的胰島素阻抗，基於有利於荷爾蒙的原因。你的身體這時需要更多的葡萄糖來產生黃體素，因此，在這個時期進入生酮狀態不僅對你來說有困難度，而且對黃體素有害。我在女性斷食者和生酮類愛好者身上經常看到這種情況。他們在斷食和低碳水化合物後有很棒的體驗，所以就想在整個月經週期中繼續。但身體在經期前一週並不適合處於生酮狀態。你可能會留意到，你的身體在這一週會渴望更多碳水化合物，這是身體天生的設計使然，也是一個信號，表示你需要增加葡萄糖的攝取量。隨著血糖升高，黃體素也會升高，帶給你一種平靜的感覺，並為子宮壁脫落做好準備。一旦黃體素達到高峰，你的月經就會開始，然後斷食週期將從第一個階段能量高峰期重新開始。

在這個期間提高血糖並不是有藉口大吃一桶冰淇淋或一盒披

薩。你需要有策略地攝取碳水化合物。在滋養期，我最喜歡用來促進黃體素生成的食物為：

- 馬鈴薯，例如紅皮、赤褐色、育空金色、紫色和嫩馬鈴薯（new potatoes）。
- 地瓜和山藥品種，如紅心和紫心。
- 各類南瓜，如橡子南瓜（acorn）、金絲南瓜（spaghetti）、蜜堅果南瓜（honeynut）和胡桃南瓜（butternut）。
- 扁豆和黑豆。
- 柑橘類水果，如檸檬、萊姆、葡萄柚和柳橙。
- 熱帶水果，如香蕉、芒果和木瓜。
- 藍莓、覆盆子和波森莓。
- 南瓜籽。
- 冰湖野米和糙米和藜麥。

在進入更年期之前，我對黃體素的運作一知半解。身為一名事務纏身的Ａ型女性，我每天面對繁重的壓力總是很忙碌，並且還進行長時間斷食。沒有什麼比忙碌的女性生活方式更能削弱黃體素了。請記住，你的身體無法分辨工作過於繁忙和被老虎追趕（史前時代遺留下來的特徵）之間的區別。為了逃離老虎，你的身體需要動用所有的荷爾蒙資源來產生皮質醇，這樣你才能狂奔逃脫。但在這個階段，你越依賴皮質醇來應對繁忙的生活，你用於製造黃體素的資源就越少。如果沒有黃體素，你的經前症候群症狀將會加劇，你的月經週期會失調，你的受精卵將無法著床，因為這個階段的目標是逃離「老虎」。

斷食週期生活方式的養成

無論你在斷食的哪個階段，我希望這個週期對你有所幫助。如果你已經進行斷食一段時間，我希望你看到這種斷食哲學的重要性，它可以協助你安排適當的斷食時間。我會繼續鼓勵你嘗試更長的斷食時間，因為過程中具有極大的療癒效果，只要確保你是配合荷爾蒙週期在適當的時機進行長時間斷食。

現在你已經了解「月經週期斷食療法」的哲學，接下來我將提供一個經過驗證的有效計畫。「30天斷食重置方案」是逐步的計畫，讓你根據月經週期，改變斷食長度並搭配正確的食物選擇。如果你已經停經也不用擔心：無論你處於生命的哪個階段，這個「30天斷食重置方案」都非常適合用來調整你的荷爾蒙水平。

我不會騙你，斷食會讓人上癮。你可能會覺得不可思議，但在看了數十萬名女性建立斷食生活方式後，我可以告訴你，一旦你親身體驗過斷食的結果，你就會想要進一步拉長斷食的時間，你會愛上斷食！

永遠不要忘記，身體具有自我修復的能力，它有很多神奇的方法，每天都在修復和重建。當你感覺自己的健康狀況不佳，請回到斷食週期並問自己：「我的生活現在是在配合荷爾蒙還是在對抗荷爾蒙？」

準備將所有這些資訊付諸行動了嗎？現在就進入你的斷食之旅吧！

第三部

30天斷食
重置方案

第八章

....

30天斷食重置方案

　　歡迎來到「30天斷食重置方案」。我以斷食週期哲學為基礎，設計這個重置方案，為你提供一個明確的計畫，你無需重頭開始摸索。這種重置方案將協助你更快將斷食週期的概念融入生活中，這是一條行之有效的道路，你知道成功將是最終的結果。

　　「30天斷食重置方案」有三個基本標準：首先，它必須使你在不同長度的斷食中進行靈活的代謝切換，以提供足夠的激效壓力，讓身體能夠有效適應。其次，如果你有月經週期，那麼你要根據月經週期進行安排斷食；如果你已經停經，那麼你要提供可以滿足荷爾蒙所需的所有神經化學物質；最後，你最好能在互助社群的支持下進行重置方案。

靈活的代謝切換
以滿足所有荷爾蒙的需要

　　雖然有6種不同的斷食可以產生療效，但在這個重置方案中，你只會使用其中3種。我特意省略最長的斷食法，以便這個為期30天的重置方案對大多數人來說更容易上手。如果你已經斷食一段時間，想要更具挑戰性的重置計畫，我也有規劃一個進階版，其中包括更長的24小時斷食。

在這個30天的重置方案中，你將應用三種不同長度的斷食，範圍從13小時到20小時。如果你以前沒有進行過斷食，請確保完成下面列出的為期兩週的重置事前準備期。這將使你的30天重置體驗更加順利。我先在這預告：在這30天的重置期間，你會有一些不舒服的時候。事實上，我們樂見這些時刻，因為這正代表你正在修復。只有當施加足夠的壓力，激效反應才會起作用。如果我是你的私人教練，我給你的每一次鍛鍊都很簡單，沒有太大的壓力，那你會多快看到結果？很可能不會很快。不斷創造讓你跳出舒適圈的間歇性時刻，會加速你的復原。正如你已經知道的，身體最初的設計就是如此，所以不適的時刻來得快去得也快。

為了準備好面對這些時刻，我要你先想好當出現障礙時你會採取什麼措施。人們未能實現目標的最大原因之一是沒有未雨綢繆，預先為不可避免的障礙做好計畫。每當你在斷食生活方式中遇到激效壓力，障礙就會出現。最常見的一些症狀是飢餓、厭倦、排毒症狀和缺乏支持。因此，意識到這些可能性，當它們出現在你面前時，你會更容易應對。在第十章中，我會提供面對這些障礙最適合的方法，以便你可以順利克服它們。

根據週期安排斷食時間

這個重置方案將引導你完成斷食週期中所學的所有階段。在這個過程中，你會經歷不斷食、間歇性斷食、細胞自噬斷食和腸道重置斷食，所有這些斷食法都會配合你的月經週期。不過，為女性規劃斷食重置方案最困難的部分是：所有人都有不同的月經週期，而且有些人可能已經停經。如果你還有月經週期，首先，我要你做的第一件事就是追蹤你的月經週期，並在週期的第一天開始這個重置方案，並且持續遵循直到下一次經血出現的那一刻。如果你的週期為28天，那麼這就是一個28天的重置方案。

如果你沒有週期，那麼你可以隨時開始重置方案，並持續30天。這對於已經沒有月經，但希望恢復月經的年輕女性，以及想要平衡在更年期階段可能處於荷爾蒙失調的停經女性來說，效果非常好。這種重置法的美妙之處在於它有能力讓你擺脫可能存在的任何不平衡，使你的荷爾蒙恢復同步。在反覆進行重置的幾個月內，我觀察到，許多不明原因的荷爾蒙問題在沒有使用任何其他主流療法，例如藥物或補充劑的情況下，症狀得到緩解。在進行這種重置方案的第一個月內，處於育齡期的女性再次恢復月經週期。對於停經的女性來說，在進行一、兩個月的重置方案後，因荷爾蒙失調而揮之不去的熱潮紅、失眠和體重不減反增的問題一一化解。

斷食可以緩解停經後的症狀

- 揮之不去的熱潮紅
- 失眠
- 體重不減反增
- 腹部脂肪
- 情緒波動，如抑鬱和焦慮

在互助社群中進行斷食重置方案

就我個人而言，我認為在打造健康的同時能在一群加油團隊的支持下完成最好。身為女性，人與人之間的連結對我們尤其重要。

有關健康和幸福一項歷時最長的研究之一證明，正向的人際關係對我們的健康很重要。哈佛大學從1938年開始到2018年結束了一項為期80年的研究，追蹤268名哈佛大學畢業生和他們的1,300多名孫輩，希望了解建立健康幸福人生的基石，結論是人際關係對健康最重要。根據研究人員的發現，融洽的人際關係是一種自我保健的形式，擁有溫暖和樂的人際關係的受試者壽命更長、生活更幸福。越孤獨的人越早逝。研究的負責人、哈佛醫學院精神病學教授羅伯特・瓦爾丁格（Robert Waldinger）博士甚至表示：「孤獨會致命。它和吸菸或酗酒的殺傷力一樣強大。」

人際關係對你的健康至關重要。當你集結你的社群，參與像這樣的重置團體活動，你就是在為自己創造一個荷爾蒙高峰期。你可以透過多種方式建立社群，創辦讀書會，邀請朋友一起進行這30天的挑戰，或來參加我的免費線上社群。如果你感到孤獨，請知道你並不孤單。世界上有很多志同道合的女性，她們都像你一樣正在建立斷食的生活方式，她們非常樂意為你加油，現在就加入吧！

誰適合進行重置方案？

老實說，每個女人都適合。雖然如此，由於這個方案的重置結構，對斷食新手並想學習如何建立適合其月經週期的斷食生活方式的女性來說非常有用。對於沒有月經週期的女性，這種重置方案也很棒。對各年齡層的女性來說，都是掌握斷食非常有效的方法。

儘管這個重置方案對健康有許多好處，但針對以下的症狀和狀況效果最好：

- 減重困難
- 胰島素阻抗
- 糖尿病
- 糖尿病前期
- 心血管疾病
- 自體免疫性疾病
- 記憶力問題
- 情緒障礙，如焦慮和抑鬱
- 荷爾蒙相關癌症
- 不孕症
- 腸道菌叢失調

- 更年期症狀
- 腦霧
- 提不起勁
- 無月經症狀
- 清除停止使用避孕藥之後遺症
- 使用抗生素後修復腸道
- 缺乏動力
- 掉髮
- 甲狀腺問題
- 加速老化

像往常一樣，最好與你的醫生合作，告知他你即將開始這種新的斷食生活方式，請他提供建議。

重置準備期：
30天斷食重置前兩週的暖身

如果你以前從未試過斷食，請不要擔心。這個重置前期是為你準備的，讓你的身體為即將進行的斷食體驗暖身。我明白你可能每天吃6餐或喜歡西方飲食中的各種食物。突然進行17小時斷食並大幅改變吃的食物種類，對你而言可能會產生極大的壓力反應，讓你感覺不適。進行重置暖身是一種很好的方式，讓身體慢慢適應即將改變的生活方式。如果你是斷食新手，大約需要2週時間來為這30天的體驗做好準備。這是一個剛好的時間，讓血糖開始下降，從而更容易進入斷食狀態。花一些時間做好重置的暖身，這是確保新的斷食生活方式成功的關鍵。重置前期有三個簡單的部分：你要避免的食物、你要添加的食物，以及壓縮你的進食時間。

 ## 你要避免的食物

諷刺的是，儘管有大量的科學證據表明，你可以在斷食後隨心所欲進食，仍然可以獲得很好的效果，但我還是建議你留意食物的選擇。避免三種類別的食物將使你在這30天更加順利。你的身體將準備好在30天內進行代謝切換，這將有助於你在30天的重置過程中更快看到結果，例如體重減輕、能量提升和思緒更加清晰。

第一類要避免的食物是不好的油脂，它們會引起細胞發炎，並使你產生胰島素阻抗。它們通常也會增加你的飢餓感，輕易破壞你的斷食計畫。為了避免這些油脂，你要閱讀食品成分標籤。你的家中甚至可能有一些含有這類油脂的產品，如果可以，我強烈建議你將它們丟掉，並用橄欖油、酪梨和MCT油（中鏈三酸甘油酯）等更健康的油代替。

以下是你要避免的有害油脂：

- 部分氫化油
- 玉米油
- 棉籽油
- 芥花油

- 植物油
- 大豆油
- 紅花油
- 葵花油

你還需要避免精製糖和麵粉。這些食物的升糖指數較高，會讓你的血糖上下波動，也會讓斷食變得更加困難。去除它們可以大幅減少你用健康食品代替發炎食品時可能產生的任何渴望。富含精製麵粉和糖的食物包括：

- 麵包
- 義大利麵

- 餅乾
- 甜點

至於精製麵粉，女性經常問我有關無麩質麵粉的問題。許多女性發現，她們的身體無法有效吸收麩質（小麥穀物中的蛋白質）。對某些女性來說，麩質會導致腦霧、體重增加、能量流失和一系列的消化問題。儘管從產品中去除麩質可以幫助腸道和大腦，但許多無麩質食品仍然會使血糖升高，因此在重置前期和進行30天重置期間都應該避免。另一個我被問到的問題是關於甜味劑，如蜂蜜或椰子糖。雖然它們是更健康的選擇，但這兩種成分在這段期間也要避免。

第三類要避免的食物是充滿化學物質的食物。這些是我在第六章中提及的有毒成分。其中許多化學物質會使你產生胰島素阻抗，這最終會讓斷食經歷變得困難重重。由於它們具有胰島素阻抗性，這些化學物質通常被稱為「肥胖因子」。常見的肥胖因子包括高果糖玉米糖漿、味精和NutraSweet甜菊糖等代糖。例如，NutraSweet

甜菊糖會使葡萄糖和胰島素飆升，並刺激大腦中的飢餓中樞，這都不利於建立最佳的斷食生活方式。

應避免的常見合成成分：

- 人造色素和調味劑
- 紅色或藍色染料
- 糖精
- NutraSweet 無卡路里甜菊糖
- Splenda 無卡路里甜味劑

 你要添加的食物

當你開始戒除多年來一直在吃的有害食物，你可能會有意想不到的食慾增加。通常有2種原因。第一，加工食品會餵養腸道中控制食慾的有害微生物，當你將這些食物從飲食中去除，微生物會向你呼喊要求更多的食物，通常可能要持續3天的時間才會停止。第二，這些發炎食物通常會讓你的血糖劇烈起伏，當你將它們去除後，你的血糖需要幾天的時間才能穩定。停止這些食慾的最佳方法是穩定你的血糖並抑制飢餓荷爾蒙，可以透過在飲食中添加更多健康脂肪和蛋白質來實現。

要添加的好油脂：

- 橄欖油
- 酪梨油
- MCT 油（中鏈三酸甘油酯）
- 亞麻仁油
- 南瓜籽油
- 草飼奶油
- 堅果醬
- 橄欖
- 酪梨

要添加的健康蛋白質：

- 草飼牛肉
- 野牛肉
- 火雞肉
- 雞肉

- 豬肉
- 蛋
- 熟食肉類，如薩拉米香腸和義大利燻火腿

 ## 壓縮你的進食時間

　　在這段時間裡，你要開始訓練身體適應斷食。我們稱之為壓縮你的進食時間窗口。在這2週開始，將早餐時間延後一小時。如果你通常在早上7點吃早餐，請將其延後到8點。每兩天，再將早餐延後一個小時，例如上午9點，然後10點，以此類推，直到你能夠成功斷食13個小時。一旦你能做到這一點，就可以開始30天斷食重置方案。如果你想將晚餐提早一小時，將早餐延後一小時，直到達到13個小時的標準也可以。例如，如果你通常在晚上8點吃完晚餐，早上6點吃早餐，那麼你可以改為晚上7點吃完晚餐，直到早上8點才吃早餐，如此一來就已達到13個小時的斷食時間。

　　你或許心想斷食期間可以喝什麼，因為你正在訓練身體適應新的飲食計畫。這時咖啡和茶可以成為得力助手。在咖啡和茶中加入少量MCT油和純淨鮮奶油可以抑制飢餓並幫助你延長斷食時間。MCT油特別有助於身體切換到脂肪燃燒模式，並抑制飢餓荷爾蒙的分泌。如果你喜歡在咖啡中加入鮮奶油，請確保其中不含任何化學物質或糖，因為這些會使血糖過高，讓斷食過程變得更加困難。

　　將重置前期視為主要斷食過程的暖身。一旦你的身體開始切換到脂肪燃燒的模式，我建議你立即進行30天斷食重置方案。

斷食重置的成功方程式

正如之前提及，如果你是斷食新手，請確保進行2週的重置暖身。這會讓你的30天重置過程變得更容易。除了進行重置準備之外，我建議留意其他幾個注意事項。

首先，把對你誘惑最大的食物從家裡和辦公室拿走，任何可能讓你忍不住的食物。像是我最喜歡的食物之一是芒果乾，如果放任自己，我可以一整天吃掉好幾包。但任何果乾，尤其是熱帶水果，升糖指數都非常高，吃掉整包果乾會不利於我的代謝。儘管很難受，但我還是要忍住不買，對我來說，家中有這些果乾太不安全了。

我的第二個建議是擺脫那些唱衰者。我明白這說起來容易做起來難，但我希望在這個過程中，你的周圍都是那些為你加油，而不是扯你後腿的人。你的正向改變往往會讓身邊的人感到威脅，尤其是那些本身健康有問題的人。試著不要理會他們，至少在這30天的體驗中盡量減少與他們互動。所謂「物以類聚」，在這段時間多和一些正面積極的人來往。

同時留意你的「飯友們」：那些與你因食物而結緣的朋友。你知道我的意思：每當我們不如意，我們會打電話給朋友抱怨，這時朋友會帶一盒披薩和一桶冰淇淋來安慰我們。毫無疑問，這些是有趣溫馨的友情時刻。儘管當下感覺很好，但這會為我們未來的健康狀況帶來更痛苦的日子。幾年前，我的一位員工開啟一段難忘神奇的減肥之旅。在她的新健康生活模式建立後，她開始花更多的時間上健身房，而不是花時間在星巴克與朋友喝星冰樂。她的朋友很不諒解並批評她，由於他們缺乏同理心，最終她屈服不再努力減重，不久她的體重又恢復了。如果你心有同感，請鼓勵這些女性與你一起進行斷食重置，或告訴她們在接下來的 30 天內，你只能先和她們保持距離。

何時開始斷食重置

除了從月經週期的第一天開始之外，我建議你在開始斷食重置之前，先查看你的社交行事曆，是否有婚禮或假期？這就是會讓女性計畫受阻的原因。只要周圍有充足的食物，誘惑就很大。話雖如此，一旦你掌握了這種斷食重置的訣竅，你就會發現「月經週期斷食療法」也能輕鬆融入忙碌的生活。

30 天斷食重置方案

每當我開始一項新的健康計畫，我喜歡先做全盤的了解，以利於我在細節能夠更上手。有了這個想法，讓我們先大致了解一下 30 天斷食重置方案的全貌，然後再深入細節。

當你進行這個斷食重置方案，你要記住三個基本原則：避免 4 種主要食物類別、應用 2 種不同的進食方式，並體驗 3 種不同的斷食時間長度。

概述

避免
* 不好的油
* 精製麵粉和糖
* 有毒化學成分
* 酒精

飲食風格
* 益菌生酮飲食
* 荷爾蒙飽餐飲食

斷食類型
* 間歇性斷食（13 小時和 15 小時）
* 細胞自噬斷食（17 小時）

　　有了這些基本原則，讓我們來看看 30 天斷食重置方案的全貌。請記住，這個斷食重置主要是幫助你的代謝切換，以提高荷爾蒙最大的分泌量，因此你要按照每天的指示進行。在這個斷食重置方案中，斷食的時間長度變化是重點，特別是能量高峰期，因此請務必密切注意每天應該斷食的時間長度。以下是 30 天斷食重置的日常指南：

能量高峰期 1

整個階段的食物選擇：益菌生酮飲食

第1～4天：間歇性斷食（13小時）

第5天：間歇性斷食（15小時）

第6～10天：細胞自噬斷食（17小時）

蓬勃發展期

整個階段的食物選擇：荷爾蒙飽餐飲食

第11～15天：間歇性斷食（13小時）

能量高峰期 2

整個階段的食物選擇：益菌生酮飲食

第16～19天：間歇性斷食（15小時）

滋養期

整個階段的食物選擇：荷爾蒙飽餐飲食

第20～30天：不斷食

進階斷食重置方案

　　如果你已經斷食一段時間，請進行以下的30天斷食重置方案進階版。更長時間的斷食可以挑戰你的身體，提供足夠的激效壓力，讓身體躍升到更健康的層次。同時，你也會發現，這個重置方案讓你可以選擇在月經週期前一週斷食（如果你還有月經週期）。因為這是進階斷食重置計畫，所以假設較短的斷食（例如13小時）應該不會讓你的皮質醇激增，因為你的身體很可能已經適應這種時間長度的斷食。

能量高峰期 1 — 益菌生酮飲食

　　第 1 ～ 5 天：間歇性斷食（15小時）

　　第 6 天：腸道重置斷食（24小時）

　　第 7 ～ 10 天：細胞自噬斷食（17小時）

蓬勃發展期 — 荷爾蒙飽餐飲食

　　第 11 ～ 15 天：間歇性斷食（15小時）

能量高峰期 2 — 益菌生酮飲食

　　第 16 天：腸道重置斷食（24小時）

　　第 17 ～ 19 天：細胞自噬斷食（17小時）

蓬勃發展期 — 荷爾蒙飽餐飲食

　　第 20 ～ 30 天：間歇性斷食（13小時）

讓你保持正軌的工具

　　請記住，這個斷食重置方案在過程中不斷變化，需要你密切留意身體的狀況。有一些工具可以幫助你在過程中了解身體的狀況，讓你的成效顯著。我現在不是向你推銷產品，但現代世界帶給我們的好處之一就是我們能夠自行檢測得知生物辨識（biometrics）數據。生物辨識技術是對身體關鍵功能的統計分析，血壓是生物辨識的一個很好的例子；體溫是另一個常見的生物辨識的例子。以前我們一定要去看醫生才能獲得生物統計數據。隨著個人化醫療保健的問世，我們在家就可以輕鬆使用這些工具，幫助我們了解體內的狀況。這些工具的費用各不相同，我想強調，你也可以在不使用它們的情況下進行斷食重置，我的社群中有成千上萬的女性正是如此。然而，如果你有資源購買，它們對你將會非常有幫助。

　　我最喜歡的斷食工具之一是監測血糖和酮體。多年來，這是糖尿病患者一直在自行測量的指標。現在你也可以自我測量這兩個指標，我強烈建議你了解血糖監測儀這種工具。我推薦的有兩種類型：指尖測試和連續血糖監測儀。指尖測試是指刺穿指尖，將一滴血滴在一根小棒上，該棒可以測量血糖和酮體水平。連續血糖監測儀是一種將細針頭植入在患者手臂後側的儀器，可以持續讀取你的血糖狀況。兩者都有優點和缺點。在附錄C中，我列出了這兩個工具中我最喜歡的款式。

　　這些監測儀提供三個對成功斷食重置結果影響至深的讀數。第一個是早晨的讀數。當你早上在斷食狀態下起床，請在喝咖啡之前立即測量血糖和酮體讀數。你希望血糖值在70 ～ 90 mg/dL（毫克／每分升）範圍內。對於大多數人來說，早上的酮體值可能較低，可能只有0.2 mmol/L（毫莫耳／每公升）。如果你的酮體值超過

0.5 mmol/L，那就表示你進入了生酮狀態。第二個要留意的讀數是在吃第一餐之前。你希望看到的血糖值是低於早晨的讀數，而你的酮體值正在上升。這意味著在斷食狀態下，你的身體正在進入脂肪燃燒模式。酮體的存在表示你現在正在從脂肪燃燒能量系統中獲取能量。

讓我們來看一個實際的例子。假設你早上7點醒來，血糖讀數為98 mg/dL，酮體讀數為0.1 mmol/L。在幾個小時後，在即將復食前，你希望看到血糖降至98 mg/dL以下，酮體升至0.1 mmol/L以上。如果有這種轉變，這代表你的身體正在嘗試適應脂肪。即使第二個酮體讀數沒有高於0.5 mmol/L，如果它接近該數字，代表你的身體仍在嘗試切換到脂肪燃燒。好的開始是成功的一半，繼續保持斷食生活方式，最終你會看到酮體值超過0.5 mmol/L。

第三個讀數是在進食2小時後測試。通常這只是血糖讀數，不包括酮體。這個讀數有助於讓你了解在進食後你的血糖水平。如果你在中午復食，且進食前血糖讀數為78 mg/dL，那麼餐後2小時再測量一次血糖，看看你的血糖值是否回到接近78 mg/dL。如果是，那麼你很可能是屬於所謂的胰島素敏感型，恭喜你！如果它與原來的讀數有差距，請不要絕望；經過多次練習不同長度的斷食，你的身體就越容易再次對胰島素敏感。

了解你的血糖和酮體對斷食重置方案的反應，可以更加激勵你，並幫助你專注執行。這比體重機更能準確衡量你的脂肪燃燒情況。若你有資源購買監測儀，我強烈建議你購買一個並多加利用。

當你準備開始30天斷食重置方案，我希望你記住一件事：對自己仁慈一點。不要因為有一天犯錯或失誤而自責。這種消極的自我批評只會讓你洩氣。這個過程應該是有趣的，抱持著好奇心觀察身體在每個新的斷食期間會有何變化。享受學習這兩種新的飲食風格，試試找出自己最喜歡用什麼食物來復食。當你懷著喜悅和興奮之情踏上這個旅程，身體會恢復得更快。如果你遇到困難，請加入社群，在身邊為自己尋找啦啦隊，知道自己並不孤單。我正在為你加油！

第九章

·········

斷食後如何復食

　　吃還是不吃——有些人認為斷食很簡單。但正如你學到的，斷食比想像中的還要複雜，而且還涉及如何正確維持在斷食狀態，以及如何正確復食。對於看似一瞬間的決定，其中需要考慮很多因素，這就是為什麼我會用完整的章節來討論如何復食。

　　就像許多科學發現一樣，我們對斷食的觀念不斷在演變。當斷食開始流行，人們的大部分的注意力都集中在斷食狀態下的療癒力。然而，一個重要的問題尚未解決：一旦你再次進食，這些變化還會持續嗎？不管你相信與否，關於斷食後復食的研究並不多，作為一個喜歡以科學為依據的人，我發現可以參考的資料少得可憐，所以我決定自行研究，從我的社群著手，看看哪種方式最有效。在對數千人測試多種復食方法後，我發現在斷食幾個小時後有四種方法適合吃下第一口食物。如何決定哪一種風格最適合你，取決於你的健康目標。就像你根據想要的治療效果選擇斷食長度一樣，你要有策略地復食以增強你想要的效果。

重置你的微生物基因體

　　將斷食視為最終極的微生物基因體修復工具。當處於斷食狀態，你為腸道內的有益菌提供一個茁壯成長的機會。你可以透過我在第六章中提到的「3Ps」其中之一來進行復食，並繼續培養這些有益的微生物。第一個P包括富含益生菌的食物，這些食物可以為腸道添加有益細菌，因此，如果你曾經服用多輪抗生素或服用多年避孕藥，那麼這些食物是你復食的絕佳選擇。第二個P為益生元食物，可以滋養你的有益微生物，所以若你想要培養更多微生物來增強你的免疫系統、提供更多提升情緒的神經傳導物質，或者分解雌激素，那麼它們是復食的最佳選擇。最後一個P為多酚類食物，對於修復腸道黏膜非常有效。如果你因腸漏而出現體力不足、慢性疼痛或腦霧，請確保多吃這些食物。

你絕對可以將所有3Ps結合起來，享受一頓豐盛的復食餐。我最喜歡的復食餐之一是半顆酪梨和一杯酸菜，撒上南瓜籽，淋上亞麻仁油，這樣可以提供有益細菌生長所需的必要成分。

可以支持微生物基因體的復食食物：

- 發酵優格，包括椰子和乳製品種類
- 大骨湯
- 酸菜
- 康普茶
- 種籽類和種籽類油脂
- 富含益生元的蛋白粉

增加更多肌肉

關於斷食一個常見的誤解是它會分解肌肉。我非常不認同這個理論。儘管在斷食時看起來肌肉好像會縮小，但這只是暫時的效應。當你進行斷食，你的肌肉會釋放儲存的糖分，導致它們看起來較小。實際上這是一件好事，因為你可以在斷食後快速補充優質蛋白質，讓你的肌肉比以往更強壯。把斷食和攝取蛋白質想像成海洋的波浪。當你進行斷食，就像是波浪往後退以累積前進的動力；當你進食，尤其是攝取蛋白質，你就會賦予那個波浪前進的力量。

我最喜歡的一項蛋白質研究顯示，刺激mTOR最有效的方法是每2小時攝取25公克蛋白質。[註1]請記住，攝取30公克蛋白質會觸發肌肉中的胺基酸反應，使肌肉變得更強壯。在這項特別的研究中，研究人員發現，每天定期攝取30公克蛋白質是增強肌肉最有效的方法，這使得蛋白質成為復食時重要的宏量營養素。

許多來找我諮詢的女性多半年過40。在40歲以後，隨著女性進入更年期，通常需要努力維持或增強肌肉。對於這些女性，我喜歡用的一種策略是讓她們在斷食狀態下運動，尤其是進行重量訓練，然後在鍛煉後吃富含蛋白質的膳食。對於想要增強肌肉的女性來說，這種斷食再進食的方式是我見過最好的技巧之一。

蛋白質有多種形式。對於肉食者來說，我建議在復食時攝取蛋白質的首選為大骨湯、雞蛋或香腸。如果你遵循植物性飲食，那麼你最喜歡的蛋白質奶昔可能就是復食的完美餐點。許多食物都含有蛋白質，因此你要多方嘗試哪種食物最適合你。以下是復食可增加肌肉的食物：

- 蛋
- 牛肉乾
- 切片冷切肉（deli meats，不含亞硝酸鹽）
- 火雞肉
- 牛肉條
- 雞胸肉
- 蛋白質奶昔，如豌豆粉、大麻籽粉和濃縮乳清
- 草飼牛肉

- 利馬豆
- 酪梨
- 高蛋白質蔬菜，如豌豆、綠花椰菜、豆芽、蘑菇和抱子甘藍
- 鷹嘴豆
- 藜麥

持續燃燒脂肪

在所有的宏量營養素中，脂肪對穩定血糖的效果最好。事實上，在許多情況下，脂肪可以降低血糖值。如果你想延長斷食時間以燃燒更多的脂肪，脂肪是種完美的燃料。我甚至曾在指導斷食新手時使用這種技巧。如果13個小時不吃東西看起來很可怕，那麼在斷食中可以進食的期間吃一點脂肪通常不會讓你脫離斷食狀態。

最難的是弄清楚要吃哪些脂肪。脂肪炸彈（Fat bombs）是生酮飲食愛好者經常談論的術語，主要是由脂肪組成的食物。若要構想新的防彈脂肪可能有挑戰性，好消息是，一旦你開始尋找脂肪炸彈，你就會發現有幾家公司已經製造出完美的隨身攜帶脂肪炸彈。其中，找最喜歡的是酮杯點心（Keto Cups）。我的櫥櫃裡總會有這些備用點心，以防我需要快速吃點東西但又不想脫離生酮狀態。在我最忙碌的工作日裡，我經常會準備幾包這種點心讓我繼續工作，直到我可以坐下來好好吃一頓正餐。在咖啡中加入MCT油是添加脂肪有助於斷食的另一個例子。我甚至看到人們將咖啡製成冰沙，加入草飼鮮奶油、奶油和MCT油。如果你在其中加入一些益生元纖維，你還可以支持斷食期間腸道內微生物基因體的變化。

雖然我在這裡將脂肪列為復食的食物，但從技術上來看，它並不會中斷你的斷食，它只是幫助你延長斷食時間。就像所有的食物一樣，你需要檢查它對血糖的影響。大多數人確實留意到脂肪可以抑制飢餓感，而它對血糖的影響取決於之前我提到的變數。

　　讓你保持燃燒脂肪模式的復食食物：

- 酪梨
- 生堅果或堅果醬
- 橄欖
- 大骨湯

迎合味蕾

　　如果你是隨心所欲選擇食物，結果又會如何？這樣會破壞斷食的效益嗎？答案是不會。通常，斷食新手會隨心所欲選擇想吃的食物來復食。雖然這並不會破壞斷食的療效，但隨著時間的推移，你會發現，有意識選擇復食的食物會讓你感覺更好。我稱這種斷食方式為「迎合味蕾」。這種方法有優缺點，唯一的好處是即時滿足。缺點是，一旦你開始享受最喜歡的零食，斷食中的所有療效會立即停止，其中有些零食可能會促進發炎。以其他三種方法之一，漸進式退出斷食對你的健康是最佳的選擇。科學已經證實，每天14至16小時的斷食可以消除因不良飲食可能對身體造成的代謝損傷。儘管，你並沒有失去斷食期間所帶來的療癒效果，但這種方法就好比在健身房鍛煉幾個小時後，回家吃一桶冰淇淋。雖然冰淇淋會提高你的血糖和胰島素，但它不會抵消你做運動時所帶來的好處。如果你有特定的健康目標，毫無疑問，這種方法會減慢你的進度。斷食也是如此，如果你用垃圾食物來復食，它並不會抵消你在斷食期間所帶來的益處，只是可能無法讓你以希望的速度達到健康的目標。

　　你能理解為什麼我要用一個完整的章節來談論復食了嗎？這並不像「做這個或是不要做那個」那麼簡單，有許多因素需要考量。我之所以想讓你了解影響血糖調節的因素，是因為我看到成千上萬的女性因不了解血糖的微妙之處而受挫於斷食。這是非常重要的一點，我不希望你因為缺乏知識而對自己在斷食方面的努力感到灰心。當你覺得自己按照正確的步驟進行，卻無法進入生酮狀態，你很容易為此沮喪。如果你曾經也是如此，請重溫本章並提醒自己問題可能在於血糖這種重要的小細節。

是什麼讓你脫離斷食狀態？

　　這就是人各有別的地方。你正在斷食，但需要一些東西──任何東西──來幫助你度過接下來的幾個小時。你可以喝一些東西，但不會讓你脫離斷食狀態，實際上這取決於你的身體對血糖的反應。請記住，從最後一次進食後，身體大約需要8小時才能開始進入這種切換。如果你的血糖在此期間有任何上升，身體就會切換到糖的燃燒系統。**如果你想保持斷食狀態，關鍵就在於保持低血糖**，任何導致血糖升高的因素都會打破斷食，不管你是否願意。但你依然可以在斷食期間喝一些不會讓血糖升高的飲料，並不會打破你的斷食狀態。儘管你需要使用我在以下提供的血糖測試來測試這些飲料，但斷食者在斷食期間最常見的飲料是咖啡、茶和礦泉水。

　　對你來說會打破斷食的食物，對我來說則未必，因此你需要親自測試。一般來說，有兩個主要變數會影響你的血糖在斷食狀態下的反應：微生物基因體的多樣性和胰島素阻抗的程度。如果我直接說茶會破壞你的斷食而咖啡不會，這將會簡單許多，但由於我們的個體差異，使得事情並沒有那麼簡單。了解這兩個變數將有助於根據身體的需要量身規劃斷食。

微生物多樣性不足

微生物基因體的多樣性對於血糖如何對攝入的食物和飲料的反應有極大的影響。健康、多樣性的微生物基因體更有助於調節血糖。我的親身經歷：當我第一次戴上連續血糖監測儀，每當攝入富含蛋白質的食物，我的血糖都會急劇升高。幸運的是，在2小時內血糖就恢復到進餐前的水平，這表示我有良好的胰島素敏感性，但這個劇烈升糖的情況讓我驚訝。在了解微生物基因體對血糖調節的影響後，我花了幾個月的時間，專注於利用我在這裡教給你們的斷食和食物技巧來改善我的腸道微生物基因體。三個月後，我再次戴上連續血糖監測儀，這次當我攝入蛋白質，我的血糖下降了。相同的蛋白質，不同的微生物基因體多樣性，這就是微生物基因體對血糖調節的強大作用。

這些微生物調節血糖的機制是什麼？事實證明，你的腸道微生物透過門靜脈與肝臟直接相連。[註2] 當處於斷食狀態下，這些微生物會向肝臟發送信號，以切換到脂肪燃燒能量系統。如果缺少這些微生物，那麼這些訊號可能永遠不會到達肝臟，使你難以保持斷食狀態。我經常看到這種情況出現在接受多輪抗生素治療並失去大部分微生物多樣性的女性身上，由於缺乏微生物向肝臟發送訊號，她們很難進入生酮狀態。

好消息是，你可以迅速修復微生物基因體，一些專家相信只需要幾天的時間。如果你今天喝咖啡後導致血糖升高，那麼當你修復微生物基因體後，這種反應可能會改變。

 ## 胰島素阻抗

如果你的細胞具有胰島素阻抗，即使是最無害的飲料也會使血糖升高。我曾經見過一杯水讓具有嚴重胰島素阻抗的人血糖上升。然而，胰島素阻抗有不同的程度，你不必被診斷出患有糖尿病才會出現胰島素阻抗，這其中有一個範圍。如果你不容易進入生酮狀態，或者感覺很容易脫離斷食狀態，那麼你的胰島素阻抗程度可能比你意識到的更嚴重。繼續養成斷食生活方式，隨著時間的推移，這種阻抗性就會慢慢消失。了解這兩個因素有助於你在斷食期間選擇最適合喝的飲料或少量的食物。

血糖測試

有一種非常簡單的方法可以測試什麼會讓你脫離斷食狀態。你可以使用血糖測試儀測量血糖讀數，一旦你有這個基準值後，喝下你感興趣的飲料，然後半小時後再測量一次。如果這兩個讀數相同或第二個讀數低於第一個讀數，這代表你仍處於斷食狀態。如果第二個讀數高於第一個讀數，這代表你已脫離斷食狀態，並回到糖燃燒的狀態。我建議人們首先測試他們在早上喝完咖啡的讀數，因為咖啡對每個人的血糖影響不同；這有助於了解咖啡對你的斷食狀態的影響。這個測試還可以幫助你確定身體是否適合一些常見的咖啡添加物，例如鮮奶油、MCT油、奶油和甜菊。

話雖如此，在觀察了成千上萬的人斷食後，我發現在斷食期間通常有一些飲料可以飲用，也有一些肯定不應該飲用的飲料。以下是一些經常讓你脫離斷食狀態的食物：

- 咖啡奶精
- 咖啡或茶中的甜味劑
- 汽水
- 減肥飲料
- 開特力（運動飲料）
- 酒精

通常不會讓你脫離斷食狀態的食物：

- 補充品
- 藥物
- 黑咖啡
- 咖啡加全脂牛奶
- 茶
- 油類，包括亞麻仁油和 MCT 油
- 礦泉水

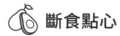 **斷食點心**

在斷食狀態下有沒有可以進食，但不會打破斷食狀態的食物呢？斷食點心就可以做到這一點，如果需要的話，這是一個非常實用的工具，尤其對斷食新手而言。研究顯示，使用斷食點心的人能夠延長斷食時間並減掉更多體重。[註3] 確定哪種斷食點心最適合你可能很棘手，因此務必在過程中測試你的血糖。我發現一些脂肪可以作為一些女性的斷食點心，例如堅果醬、大骨湯，甚至是加入全脂鮮奶油和奶油的咖啡。只要記住，一旦你習慣了不需要斷食點心，就要停止使用。只有當你在適應較長時間的斷食階段，才將斷食點心當作支持的工具。

適合的斷食點心：

- ¼ 杯草飼奶油
- 1 湯匙 MCT 油
- 2 湯匙堅果醬
- 1 湯匙種籽油

長時間斷食後的復食

當你進行較短的斷食（少於 48 小時），你可以採用之前提及的療癒策略。如果你選擇進行超過 48 小時的斷食，那麼你需要遵循以下方針。

為什麼呢？因為超過 48 小時不進食足以讓你的消化系統明顯變慢。這意味著當你重新攝入食物，你需要有策略地進食。在我第一次進行為期三天的清水斷食後，我迫不及待想吃東西，所以我吃了一大盤炒蛋，結果我立即感到昏昏欲睡，感覺胃裡有一大坨東西。這種不適感將近持續 24 小時才消失，為了避免這種反應，我提出在長時間斷食後要遵循的四個步驟。這些步驟將確保你正確為微生物基因體提供營養，並重新攝取食物。

步驟 #1：喝一碗大骨湯

你可以選擇任何種類的大骨湯。之前我提及大骨湯是支持腸道一個很好的方法，大骨湯含有甘胺酸，可以修復腸漏。如果你知道自己需要進行腸道修復，那麼大骨湯是很好的湯品，可以在斷食後的復食飲用以促進腸道修復。如果你是素食者，蔬菜湯也很適合。將這杯大骨湯視為復食的暖身，你的消化系統已經暫停好幾天，因此引入固體食物可能會消化困難。在喝完一碗大骨湯，等待一個小時後再進行第二步。

步驟#2：吃富含益生菌的食物再搭配脂肪

經過3天的清水斷食，你有一個真正的機會重新餵養你的有益菌。益生菌食物是實現這個目標最佳的方法，就像我之前提供的建議一樣，在喝完大骨湯後，加入一些發酵的優格或酸菜。即使是像康普茶（kombucha）這種液體發酵飲料在這個階段也很有效。通常我還會吃一碗富含多酚的橄欖作為額外的脂肪補充。在此步驟之後再等待一個小時，然後繼續執行第三步驟。

步驟#3：清蒸蔬菜

現在你可以多吃一些纖維。相信你對你的微生物基因體已經有了更深入的了解。如果你在這個階段出現脹氣，這表示你需要進行更多的腸道修復工作。請確保在你的斷食生活方式中加入一些腸道重置斷食，然後再以3Ps食物進行復食。第三步對你來說可作為診斷的依據，幫助你了解下一步的健康方向。

在這個階段，你不要吃生蔬菜，因為含有太多纖維，對消化系統而言可能難以分解。稍微蒸煮的蔬菜會比較容易消化，如果你想增加味道，可以在上面淋一些好油和撒一些鹽。此時，另一種不錯的食物是小顆地瓜。地瓜，尤其是紫色地瓜，可以滋養下消化道中的有益細菌。這一步驟中，我通常會添加一些草飼奶油和喜馬拉雅粉晶鹽，以補充優質脂肪和礦物質，之後再等待一個小時，然後再進行第四步驟。

步驟 #4：準備攝入動物蛋白質

現在你的消化系統已經準備攝入肉類。如果你想增加肌肉，請確保第一餐至少要攝取30公克的肉類；如果你想保持細胞自噬作用，請將肉類控制在20公克以下。人們通常會問這個階段是否可以吃一頓正餐，答案是可以。之前的三個步驟就是為這一餐做準備。如果太早攝入肉類，你可能會感到不適。當你到達這一步驟，你已準備好重新攝入大部分的食物。

我聽說很多女性擔心在經過長時間斷食後，她們會回到不健康的食物選擇。如果你有同樣的擔憂，這四個步驟就是你打破斷食的工具。這是緩慢而有系統的方法，適用於長期修復性的斷食，確保你在未來幾個月內仍然受益於斷食的療癒效果。

無論你選擇用什麼方法復食，關鍵是留意吃下的第一口食物。你越有策略地安排復食，你的健康結果就會越快顯現。

既然我已經提供打破斷食的技巧，接下來，我們來看看其他一些可以提高斷食效果的訣竅。

第十章

· · · · · · · · ·

輕鬆斷食的訣竅

　　我是出了名的沒耐心，所以總是尋找最快的方式來達到目標。我也喜歡分享，所以總是在我的社群中分享新的技巧，讓大家也能在自己的斷食之旅中收獲更多。

　　不過，我還是要提醒你，儘管這些技巧通常可以加速治療過程，幫助你避免不必要的偏差，但速度不是唯一的康復目標（這個也是我的課題之一）。因此，我要你牢記三個治療原則。首先，康復需要時間，雖然斷食很快就能看見成效，但如果你患有慢性疾病，那麼康復就需要時間，要有耐心，相信你的斷食過程。你越堅持斷食生活方式，身體康復的機會就越大。第二個原則是練習。如果你要學習一種新樂器，你不可能拿起該樂器就能完美地演奏，對吧？嗯，就像任何值得努力的事情一樣，斷食也需要練習才能掌握其中的訣竅。要對這一個新工具保持好奇心。如果有些時候沒做好，也不要苛責自己。如果你原本計畫斷食17個小時，結果只堅持了13個小時，也不要自責。我不斷在我的社群中分享，沒有所謂「斷食失敗」這回事。每天斷食，都會讓自己進入修復的狀態，只要持之以恆，不久你會看到改變。最後一個治療原則是不斷深入了解身體運作的方式。你越了解斷食為何有效，越了解為何身體需要進行代謝切換的神奇療效，你就越能將斷食融入生活中。在我的

YouTube頻道上，我經常說：「知識是你的燃料。」毫無疑問，你對斷食了解越多，你就越容易創造適合你的斷食生活方式。

接下來，讓我帶領你踏上這條知識之路。以下是我在社群中常用來改善斷食生活方式的一些技巧。這些技巧包含多年來我收到的一些常見問題的解答。請仔細閱讀所有內容，並記住，如果你在斷食過程中遇到障礙，你可以隨時參考本章的內容。

斷食期間如何處理飢餓感

飢餓是斷食中不可忽視的問題，每個斷食者都必須學會如何應對飢餓。事實上，這通常是我收到的第一個問題。根據你的代謝程度，飢餓感可能會出現，但有幾種技巧可以避免飢餓感。

首先你要問自己一個問題：「我是餓了還是無聊？」有時這很難分辨。食物可以改變情緒，了解無聊和飢餓之間的差異會很有幫助。你可以先做一項提振心情的活動、播放你最喜歡的歌曲、在廚房裡跳舞、打電話給好朋友以獲得一劑催產素、看一部有趣的電影，有時甚至小睡一下也有幫助。試試看除了用食物以外的工具來提升情緒，觀察飢餓感是否會消失。

在你確認自己是真的餓了且不是出於無聊後，下一個常見的方法是使用電解質補充包。我最喜歡的兩種品牌為LMNT和Redmond。**飢餓可能有多種原因，有時是因為礦物質失衡引起的。**因此，讓自己補充一些鈉、鉀和鎂，這些補充包很美味，可以滿足你的味蕾，而且易溶於水，非常適合在斷食期間慢慢飲用。你不用擔心血壓飆升：如果你在胰島素較低時攝取鈉，這時並不會導致高血壓。不過，你要確保使用的補充包不含糖，這樣才不會導致血糖升高，讓你脫離斷食狀態。我在進行較長時間的斷食過程中，喜歡在水瓶中加入一包電解質補充包，然後在整個早上慢慢飲用。

　　如果還是很餓呢？前面兩個技巧若不管用，那麼可能是時候要考慮斷食點心。還記得斷食點心嗎？如果你將斷食的時間延長至15個小時，而你的身體只習慣13個小時，那麼一小份的脂肪炸彈可能是你需要的工具，讓你再將斷食時間延長2個小時。有時，脂肪炸彈可以很簡單，只需在早上的茶或咖啡中加入全脂鮮奶油和一些MCT油即可。這就是許多斷食者的經驗。由於每個人的身體對這些脂肪炸彈的反應不同，你可以先做血糖測試（如第九章所述），看看它們對你的血糖是否有效。如果可以，那麼你可能會發現，早上喝一杯富含脂肪的咖啡就有助於你在不打破斷食的情況下堅持到午餐時間。

　　最後，一個鮮為人知的技巧是在斷食狀態下餵養微生物基因體。這是什麼意思？通常，不是你的身體細胞需要食物，而是你的腸道微生物在對你呼喊。如果你餵養這些微生物，它們就會停止向你發出飢餓的訊號。你可以透過在水、咖啡或茶中添加益生元粉末來餵養它們。請記住，益生元可以餵養腸道中的有益細菌。具體來說，益生元纖維菊粉可以適當滋養這些微生物。

在斷食時何時使用咖啡和茶

　　在斷食期間喝一杯咖啡或茶或許對你有幫助。但同樣的，我建議你先測試血糖。咖啡會刺激細胞自噬，這是一件好事，但正如我之前提及，每個人對咖啡的反應都不同。一個關鍵的概念是，並非所有的咖啡都一樣。許多咖啡含有農藥，甚至含有黴菌，這些化學物質會導致血糖升高。你要確保你的咖啡不含黴菌和農藥，通常不含這些毒素的咖啡在包裝會上註明「有機」或「無黴菌」。如有疑問，可以詢問生產的咖啡公司。許多咖啡店以他們的純淨咖啡自豪，你可以尋找這些標榜純正產品的咖啡館。含有大量化學物質的咖啡會讓你產生胰島素阻抗，所以無論如何都要避免那些富含化學物質的咖啡。

處理排毒症狀

當你第一次進入生酮症狀，通常會出現一種名為「生酮流感」的症狀。其症狀可能包括皮疹、發燒、肌肉疼痛、便秘、腦霧和疲勞。毫無疑問，這些症狀可能令人不安。由於我們習慣於治療症狀而不是解讀症狀，因此很容易將斷食視為引發症狀爆發的禍首。請記住，酮體對身體會產生修復作用，當身體正在癒合時，通常會出現症狀。想想典型的流感：你的體溫會升高以破壞感染源；或者身體會產生黏液以附著病毒，以便將它們排出體外。當你的身體將細菌和病毒透過皮膚排出體外時，就會出現皮疹，這些都是身體正在康復的好跡象。

如果你有強烈的排毒症狀，我建議三件事。首先，確保你的斷食方式多樣化，就像我為你提供的「30天斷食重置方案」中的變化一樣。我發現當改變斷食方法後，排毒症狀就不會頻繁出現，特別是如果隔一、兩天不斷食，然後再恢復斷食的生活方式，這樣可以讓身體有機會處理體內湧出的大量毒素。

第二個技巧是確保打開你的排毒途徑，讓毒素可以有效地排出體外。體重增加也可能是排毒途徑阻塞的跡象。這些途徑包括肝臟、腸道、腎臟、淋巴系統和皮膚。請記住，斷食可能具有排毒的效果，尤其是長達17小時或更長的時間。當你的身體進入排毒狀態，它必須透過上述途徑之一將毒素排出體外。

打開你的排毒途徑有幾個技巧，請務必查看以下我最喜歡的肝臟排毒技巧。

★ **乾刷法**

每天使用特殊的硬刷進行乾刷，可以去除皮膚角質並打開毛孔，讓毒素排出體外。

★ **出汗**

出汗可以促進血液循環並打開毛孔，將毒素排出體外。每天大量出汗可以大幅幫助斷食的排毒反應。

★ **淋巴按摩**

淋巴系統是負責將毒素從你的器官中帶走。如果你的淋巴循環停滯，你可能會出現不必要的排毒反應。適當的淋巴按摩有助於促進淋巴循環。

★ **健身彈跳床**

上下跳躍也可以促進淋巴系統循環。每天在彈跳床上彈跳可以促進淋巴流動。

★ **瀉鹽浴**

與鎂混合的溫水可以有效排出皮膚中的毒素。這對於緩解皮疹、頭痛和關節痛等排毒症狀特別有幫助。

最後一個技巧是使用沸石或活性碳等吸附劑。沸石通常呈液體形式，活性碳則為膠囊式。我最喜歡的沸石是180°Solution的CytoDetox，而我首選的活性碳是Systemic Formulas的BIND。請記住，當你刺激細胞自噬，不健康的細胞會死亡，導致儲存在體內的環境毒素和重金屬會釋放出來，而身體會將這些毒素經由皮膚、腸道和腎臟排出體外。吸附劑則可以幫助補捉這些毒素並將它們排出體外。

測量血糖和酮體

你可以自行決定是否要測量血糖和酮體。我發現這可以讓你更了解斷食生活方式對你的影響。如果你決定要測量，最好的時間是早上一起床和第一餐之前。你的血糖要保持在70到90毫克／每分升（4.0～5.0毫克／每分升）之間，酮體超過0.5毫莫耳／公升。在第二次讀數時，你要看到你的血糖正在下降，而你的酮體正在上升。這代表你的身體正在切換為脂肪燃燒系統。你有很多方法可以檢測血糖和酮體。

有兩種類型的工具我很喜歡，也有兩種類型的工具我建議你要避免。要避免的是尿液檢測和呼吸分析儀。事實證明，這兩種檢測結果不僅不準確，而且不易解讀。例如，尿液檢測只能告訴你從體內排出的酮體量，它無法告訴你大腦可以利用的酮體量。至今，呼吸分析儀已被證明難以使用且不一定準確。

我建議的測量工具是血糖儀和酮體測量儀，以及連續血糖監測儀。血糖儀和酮體儀不僅經濟又實惠，使用上又很方便。你可以用刺血針刺穿手指，抽取一小滴血，然後滴在插入測量儀中的一根小棒上。很快你就可以得到血糖和酮體的讀數。如果你不介意刺破手指，這是一個非常容易使用的工具。連續血糖監測儀（也稱為CGM）則是將血糖讀數提升到一個全新的層面。它可以持續測量你的血糖，讓你了解哪些食物最適合你。這個工具不僅有助於了解你的血糖在斷食狀態下的反應，而且還有助於了解飲食對血糖的影響。最近，我連續3天進行了的24小時斷食，在每次的24小時斷食後，我只吃蛋白質餐。令我驚訝的是，經過一整天的斷食後，一頓富含蛋白質的膳食讓我的血糖下降。如果我沒有佩戴連續血糖監測儀，我永遠不會想到這一點。我也使用連續血糖監測儀來確定肝臟是否在半夜排出葡萄糖。透過即時了解血糖狀況，你可以更了解哪些食物和斷食最適合你。

處於生酮狀態的徵兆

有幾種方法可以確定你是否處於生酮狀態。第一種是根據你的感覺；第二種是你的酮體讀數。當你沒有飢餓感、思維非常清晰，並且充滿能量且穩定，你就知道自己正處於生酮狀態。如果你選擇使用酮體讀數器，當讀數器顯示 0.5 mmol/L 或更高時，你就知道你正處於生酮狀態。

降低血糖的策略

通常，當你開始建立斷食生活方式時，你會發現血糖很難降低；當你開始訓練身體切換至脂肪燃燒系統，這種情況經常發生。事實上，我告訴所有的斷食新手，這是你的第一步：進入生酮狀態。但是，如果你做對了所有的步驟但仍未進入生酮狀態，這時又該如何呢？我建議以下6種技巧，在找到最適合你的方法之前，你可能要一一嘗試。

技巧 #1- 延長斷食

　　也許你需要更長的斷食時間。最近一位朋友告訴我，斷食對她的減重效果不彰。我問她斷食長度多久，她說每天斷食15個小時。我建議她嘗試一次36小時燃脂斷食法，看看效果如何。這果然就是訣竅，她多年來第一次開始減重。稍微增加一點激效壓力就打開了她的代謝開關，讓她切入脂肪燃燒模式。有時，身體在切換到生酮脂肪燃燒模式之前需要一段時間，只要你堅持下去，身體自然會運作。

技巧 #2- 多樣化的斷食長度

　　多變讓神經系統困惑。當我們陷入常規和習慣中，我們的身體就不會再被迫尋找各種方式適應。當疫情首次來襲，原本我有滿檔的研討會，在短短幾週內，所有的研討會都被取消了，我被困在家裡。雖然這不是我的首選，但我很快就愛上一些簡單的樂趣，例如拼拼圖和照顧花園。看到社區的家庭一起騎自行車，享受彼此的陪伴，我的心中充滿喜悅。有一瞬間，我覺得異常幸福，身處在這個奇異的新世界。但6個月後，就像許多人一樣，我對隔離的生活感到不安，我不再感到振奮，我已經準備好接受巨大的轉變。

　　當你堅持相同的斷食方式，也可能會有相同的經驗。一開始，它可能讓你感到很神奇。但如果你不改變斷食方式，你的身體在不久後可能會停止適應。也許會出現不易進入生酮狀態或降低血糖的徵兆。不要只做你最喜歡的斷食方式，你要多嘗試所有6種斷食方式，甚至你可能需要幾天不進行斷食，然後再重新開始斷食，好讓細胞的代謝更加靈活。

技巧 #3- 避免所有加工食品

　　加工食品會使你產生胰島素阻抗。從飲食中去除這些食物有助於你進入生酮狀態。劣質油脂、精製糖和麵粉，以及化學物質使人難以擺脫糖的燃燒系統。我見過很多例子，當一個人在斷食方面做了所有正確的事情，但在進食期間攝入加工食品，而阻礙了他們的結果。請記住，標準的美國飲食會導致你產生胰島素阻抗和發炎，使你天生賦予的脂肪燃燒能力無法發揮。對健康的三大危害是油、糖和化學物質，你要特別留意它們。

技巧 #4- 關照你的肝臟

　　你的肝臟是體內運作最辛苦的器官，為了進入生酮狀態，你要好好照顧肝臟。你的肝臟負責感應血糖降低，並切換到酮體脂肪燃燒的途徑。如果你的肝臟阻塞且無法發揮最佳狀態，那麼你可能很難達到這種轉換。你要儘量減少對肝臟造成負擔的習慣，例如濫用藥物和喝酒。我發現肝臟通常是阻礙人們進入生酮狀態的問題器官。更不用說身體多年來儲存的大部分糖都在肝臟中。健康的肝臟是成功實現斷食生活方式的關鍵。以下是我最喜歡的保肝技巧。

★ **蓖麻油包：**這些是預先製作好的布包，你可以將其浸潤在有機蓖麻油中，然後敷在肝臟上，每週3次，每次至少2個小時。蓖麻油有助於擴張膽管，進而將毒素從肝臟和膽囊中排出。

★ **咖啡灌腸：**你可以在網路上購買工具套裝組，咖啡灌腸有助於擴張肝臟和膽管，使毒素更有效地排出體外。最理想的方式為每週進行一次。

★ **紅外線三溫暖**：紅外線三溫暖可以在細胞中引起類似發燒的
  效應，促進破壞任何干擾細胞的病原體或毒素。每日進行三
  溫暖是打開排毒路徑的關鍵。

★ **精油**：柑橘、天竺葵和迷迭香等精油非常適合打開肝臟排毒
  的路徑。熱水淋浴或紅外線三溫暖後，在肝臟上方的皮膚上
  滴幾滴按摩即可。

★ **苦苣**：苦生菜可為肝臟提供正常運作所需的營養。每天添加
  一些在你的蔬菜中，讓肝臟獲得更多的支援。

★ **蒲公英茶**：每天一杯有機蒲公英茶可以滋養停滯的肝臟。

技巧 #5- 支援你的腎上腺

當你的腎上腺疲勞時，調節血糖可能變得很困難。如果你進入
生酮狀態有困難，可能是你的HPA（下視丘—腦垂體—腎上腺）軸
運作失衡。關於腎上腺疲勞，首先，要了解腎上腺與大腦就像一個
團隊互相合作。人們誤解是腎上腺耗損，但實際情況並非如此，器
官不會莫名其妙耗損，最常出現的問題是大腦傳送給腎上腺的訊息
受阻。有一些明顯的跡象代表大腦和腎上腺之間的連結可能已經出
現問題。第一個是當你從坐姿轉為站立時感到頭暈。由於你的腎上
腺在血壓調節上有極大的作用，這可能表示你的腎上腺對姿式變化
的反應較慢。另一個腎上腺可能出現問題的跡象是你對鹽的渴望。
這方面你可以進行DUTCH荷爾蒙檢測，以確實了解腎上腺的情
況。另一種策略是透過補充劑來增強腎上腺的功能。

技巧 #6- 去除毒素

清除毒素。如果上述所有技巧都無效，那麼是時候檢查一下長
期存在於體內的毒素（例如重金屬）負荷量。重金屬會在組織內停

留數年，使肝臟反應變得遲緩，破壞細胞中的粒線體，並導致胰島素阻抗。若你不容易進入生酮狀態，很可能要進行排毒了。

打開排毒路徑以促進減重效果

斷食時保持排毒路徑暢通是加速減重的關鍵。如果一開始你的體重增加，你可能會想：我一定是哪裡做錯了。但別擔心，斷食期間體重增加可能是生理原因。體重增加代表你的一個或多個排毒路徑（肝臟、腸道、腎臟、淋巴液和皮膚）出現阻塞。請記住，斷食具有排毒作用，尤其是長達17個小時或更長時間的斷食。當身體進入排毒狀態，它必須透過上述的途徑之一將毒素排出體外。如果在斷食期間體重持續增加，那麼很可能是其中一個或多個通路受阻。確保每天排便、經常出汗、喝大量的水、乾刷或用絲瓜絡刷皮膚、晚上在肝臟上敷蓖麻油，並每月進行淋巴引流按摩。打開這些路徑將確保身體不會繼續將毒素儲存在脂肪中。

避免不必要的月經週期變化

正常月經期間只有微量出血和錯過週期都可能表示黃體素偏低。如果你已停經，突然開始出現點滴出血，這種情況也很常見。很多時候，女性會因為環境壓力而提早進入更年期。當這些女性開始斷食，因壓力而造成的這些損害會得到修復，特別是在刺激細胞自噬的情況下。對於已經停經的女性來說，這種點滴出血通常不需要擔心。事實上，這是值得慶祝的，因為你的身體正在以新的方式自我療癒。

「如果我的月經週期間隔很長怎麼辦？」我經常聽到這問題，尤其是更年期的女性。答案是根據一般的方式進行一輪月經週期。當你在第30天重置期結束，如果你的月經週期還未開始，你只需從第一天重新開始，接著進行30天。對於更年期的女性，月經週期往往不規律。進行幾次30天斷食重置通常可以重新調整你的週期。儘管最終，隨著你即將來到停經階段，你的月經週期間隔會更長且時間更短，但如果你正經歷更年期的極端症狀，或者你的身體狀況太早進入更年期，30天斷食重置方案對你都有幫助。這是我在40多歲的親身經歷，當時我在自己身上實踐這些原則。我以為自己在47歲左右就進入更年期，但自從我一直遵循斷食週期的原則後，在52歲時，我的月經週期變得更加可預測和規律。

斷食與特定的症狀

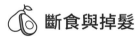 **斷食與掉髮**

這是常見但可以避免的情況。現代生活的方式使我們缺乏礦物質。你需要礦物質來保持頭髮濃密健康生長。解決掉髮的第一個訣竅是服用礦物質補充劑。如果這沒有作用，請確保改變斷食的時間長度，同時避免斷食時間超過17個小時，因為超過17個小時後，身體會開始排出有毒物質。

如果你已經嘗試上述兩個建議，但仍然出現掉髮，那麼請考慮進行重金屬檢測。鉛、汞和鉈等重金屬會滯留在細胞的礦物質受體點，使礦物質難以進入。由於福島核災洩漏事件，鉈在我們的海洋中尤其普遍。這種重金屬現在存在於我們吃的許多魚類中，我們已對成千上萬女性進行重金屬檢測，結果發現鉈含量最高的女性也是掉髮最嚴重的女性之一。

另一種影響掉髮的有毒物質似乎是來自乳房植入物中的化學物質。如果你正在考慮進行植入手術，我建議你要做好研究，詢問醫生使用的植入物類型並了解它們的成分。如果你已經進行植入物手術，我明白這將是一個困難的話題。許多植入物都含有重金屬，請先了解一下你的植入物是否含有重金屬。一旦你知道裡面的內容物是什麼，你就可以做出關鍵性的決定，你或許需要將它們取出。我已經在排毒領域中幫助許多重病的女性，將植入物取出的那些女性症狀都有好轉，且從不後悔做出這個決定。

 ## 斷食與疲勞

請記住，你正在透過斷食生活方式修復粒線體。這意味著一開始你可能會感到有點疲勞。我的第一個建議是有疲倦感沒有關係，你可以早點上床睡覺，快速小睡 20 分鐘，或只是坐下來休息一下。你正在康復，修復是需要來自細胞的能量。如果低能量持續存在，你可能需要求助於一些身體駭客工具來增強粒線體的能量，其中一個是紅光療法。你的粒線體外膜有紅光受體，這種療法可為粒線體提供必要的光燃料，使它們能夠為你提供能量。另一種身體駭客是高壓氧艙。你的細胞需要氧氣才能正常運作，但隨著年齡的增長，細胞運作的效率變低，無法將你吸入的氧氣有效送入細胞供給粒線體。高壓氧艙可以壓縮氧氣，使其能夠進入細胞為粒線體提供營養。如果因斷食引起的疲勞持續幾週，也許是時候要進行排毒了。環境毒素會破壞粒線體的功能，如果斷食無法為這些能量中心提供能量，那麼清除細胞中的毒素將有助於它們運作更有效率。

斷食與藥物

　　我經常被問到關於斷食期間使用藥物的問題。所有藥物在斷食期間的反應都不同，如果你正在服用任何藥物，你要讓你的醫生參與你的斷食決策。特別是甲狀腺藥物在斷食期間可能會有特殊的反應。在斷食期間，你可能對甲狀腺藥物更為敏感；你的心率可能會上升，或者你可能感覺自己陷入甲狀腺風暴。因此，我建議你在進食期間服用藥物或在早上喝黃油咖啡時服用藥物。我還強烈建議您與您的醫生交談，讓他知道你正在進行斷食，或許需要對服用甲狀腺藥物的時間和劑量進行調整。

 斷食與補充品

　　斷食期間可以服用補充品嗎？一般是可以的，取決於個人的習慣。如果你可以在空腹時服用補充品，那就依照你的個人喜好。如果這樣會讓你感到噁心，那麼我建議你在進食期間服用。我曾經看過維生素 B 群在斷食期間會導致胃不適。如果你在服用維生素 B 群補充品後發現感到噁心，那麼請在進食時段服用該補充品。

　　一個例外的情況：我不建議在 3 天清水斷食期間服用補充品。當我們試圖產生全身幹細胞，最好讓身體本身的智慧自行療癒。當你在較長的斷食期間服用補充品，它們可能會改變斷食期間產生的自癒反應。

 斷食與渴望

　　對食物的渴望通常來自於體內礦物質平衡和微生物基因體的變化。請確保補充優質的礦物質補充品。同時留意，你的腸道細菌也會控制食慾，而斷食會殺死有害的腸道細菌，並幫助你培養有益的細菌。這些有害細菌在死亡時會向你呼叫，進而引發你對巧克力、碳水化合物或糖的渴望。最好的例子就是一種名為念珠菌的真菌，它會讓你非常渴望碳水化合物和糖。當你透過斷食來餓死念珠菌，它會增加你對甜食的渴望。你要忍住，當你斷食越多次，那些渴望就會越來越少。

斷食失敗了怎麼辦

首先，斷食的關鍵原則中沒有所謂的「斷食失敗」。如果你遇到困難而中斷，你無需為此自責，只要重新開始就好，不要心懷愧疚到隔天。在斷食目標中受挫，對自己失望，最困難的部分就是原諒自己。所有的斷食對你都有幫助，所以放下罪惡感吧！並在隔天重新開始。請記住，每次嘗試斷食，它都會變得越來越容易。就像你在訓練馬拉松一樣。每天你將跑步的時間延長一點，你就可以讓自己越來越強壯，並為下一次鍛煉做好準備。如果你打算跑8英里，但實際上只跑了6英里，那麼你仍處於訓練過程中。每次你在斷食中「失敗」並重新開始，你就離建立一種讓你感覺毫不費力的斷食生活方式又邁進了一步。

斷食與睡眠

我經常聽到斷食者提出的兩個問題，一是為什麼他們的睡眠時間變短，二是為什麼睡眠時會感到疼痛。有些女性發現，在斷食期間，特別是超過24小時的斷食，需要的睡眠時間較少。一開始，這種症狀可能會讓人不安，但是當你詳細分析睡眠和斷食期間身體的狀況，你就會明白這是一種療癒狀態。當你睡眠時，身體會進行修復，這是每天24小時週期的主要部分。當你在這個24小時的週期加入斷食，你也在進行修復。這時身體可能會決定需要的睡眠時間更少，往往是發生在較長時間的斷食中，例如3天的清水斷食。對於這種症狀，除了意識到它正在發生，甚至還可以好好利用之外，你無需特別做些什麼：如果你早上起得很早，你可以試著寫日記、冥想或閱讀。在斷食期間，我們的洞察力會提升，你可以利用清晨這段寶貴的時間修身養性。

我在斷食者中常看到的另一個睡眠症狀是夜間出現疼痛，通常是在3天的清水斷食中。女性常抱怨骨盆和腰背疼痛。由於幹細胞的產生是在較長的斷食期間，因此你的身體可能會修復因懷孕和分娩而受損的疤痕組織。我們通常不會想到懷孕對身體的後遺症，但我們的身體不會忘記，而這些幹細胞會進入最需要修復的區域。有一些技巧可以幫助緩解疼痛：第一，睡前增加鎂的攝取量以放鬆肌肉，而且還有助於你睡得更香甜；第二，嘗試使用CBD（大麻二酚），你可以使用乳液或酊劑形式塗抹在疼痛部位。有大量的科學證據指出，CBD可以關閉疼痛感受器，而且這是天然且沒有副作用。

斷食與運動

在較短的斷食期間，於斷食狀態中運動可能是一種有效的減重工具。你的身體在運動過程中會自然使血糖升高，以滿足運動時身體的需求。請記住，你的身體將額外的血糖最先儲存在三個部位：肝臟、肌肉和脂肪。當你在斷食狀態下運動，身體通常會加快代謝脂肪。在運動後，用蛋白質來復食，你就會擁有苗條、肌肉緊實的外表。

然而，我不建議在進行3天清水斷食的同時進行運動。當你進入這段斷食期間，你要做的就是讓身體進入大規模的修復狀態。就像發燒時你不會運動一樣，發燒是一種修復狀態，我建議你在這段期間停止所有運動，讓身體有機會進入全面的修復模式。

 ## 子宮切除手術與斷食

任何因外科手術而突然改變或結束月經週期的人，都將從30天斷食重置方案中受益。在子宮切除術等手術後，你的身體仍會產生性荷爾蒙，你的腎上腺是身體的一部分，有助於提供這些性荷爾蒙。由於30天斷食重置方案旨在協助你產生最大化的性荷爾蒙，因此遵循這個重置步驟將有助於支持保留下來的組織。

 ## 甲狀腺疾病與斷食

你的甲狀腺需要五個器官才能正常運作：大腦、甲狀腺、肝臟、腸道和腎上腺。身體的每個細胞都有甲狀腺荷爾蒙的受體點，因此處理甲狀腺症狀的關鍵是要讓細胞免受毒素和發炎的影響。了解甲狀腺症狀涉及的所有器官可能會讓你有更深入的了解。

以下是身體如何產生和使用甲狀腺激素的簡述。你的大腦，特別是位於顱骨底部的腦垂體，會釋放TSH（促甲狀腺激素），該激素會向下移動到甲狀腺並激活甲狀腺，產生一種稱為甲狀腺素或T4的激素。這種激素會進入肝臟和腸道，轉化為一種名為三碘甲狀腺素或T3的激素，這是細胞即將使用的甲狀腺激素的版本。T3將前往細胞，透過受體點進入細胞，讓細胞使用。最後這個從T4到T3的轉換過程，對那些腎上腺疲勞的人可能有點困難。當腎上腺失常且皮質醇值升高時，你將製造反向的T3，而不是T3的生物活性版本，這對你的細胞毫無作用。

在了解這一切後，現在讓我們來看看斷食有何助益。我們知道，細胞自噬斷食可以修復大腦中的神經元，這對於TSH的產生以及大腦接收來自身體的荷爾蒙訊息非常重要。我們也知道，24小時斷食有助於修復腸道，這對T4轉化為T3很重要。所有斷食和保持較低血糖值都會迫使身體釋放儲存在肝臟中的糖，進而使T4轉化到T3更容易。此外，所有形式的斷食還能降低細胞發炎，使T3更容易進入細胞。現在，你是否明白斷食對甲狀腺功能和甲狀腺激素的利用有多大的助益嗎？

多年來我聽到的一個誤解是斷食會降低甲狀腺激素。我深入研究這個主張的相關文獻，事實上我還製作關於這個主題的影片，在我的播客節目中訪談甲狀腺專家，我對這個主題有些著迷。以下是我的研究結果：斷食時T3確實會暫時減少，但你要了解其中的一些細微差別。一份發表在《新陳代謝》期刊上的研究指出，這種效應只是暫時的。一旦受試者復食，T3值就會迅速上升，在某些情況下甚至比之前更高。[註1]

 ## 腎上腺疲勞與斷食

在腎上腺疲勞的情況下成功斷食的關鍵是讓身體慢慢適應斷食生活方式，透過幾週，甚至幾個月微調斷食的時間，逐漸將斷食時間拉長。記住，適當的激效壓力有助於修復你的腎上腺，你可以稍微刺激一下腎上腺，但不要太劇烈。

透過斷食來支持腎上腺的另一個關鍵是確保攝取大量有益健康的脂肪來穩定血糖。如果你的血糖更加穩定，不會產生劇烈的波動，這樣斷食對你的腎上腺就會更容易。最後，腎上腺疲勞不僅是因為腎上腺無法正常運作的問題，如果你知道自己的腎上腺功能不佳，請尋求功能醫學專家，他們可以在你的斷食過程中協助你。

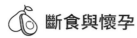 **斷食與懷孕**

懷孕時絕對不要斷食。原因有二個，首先，你需要為自己和寶寶提供能量和營養。此時此刻，食物是你的良藥，而不是斷食。你可以攝取能夠增強腸道微生物基因體，並將腸道微生物基因體傳遞給寶寶的食物。其次，你不會想在懷孕期間刺激任何排毒反應。當你在斷食期間進行排毒，毒素會釋放到血液中並進入寶寶的體內，這絕對不是你期望的治癒反應。

斷食和哺乳

同樣的排毒原則也適用於此：你不會希望在哺乳期間進行大量排毒，因為毒素會進入母乳。有時像較短的斷食（例如13小時間歇性斷食）可能有益，但不要超過這個時間。在做出這個斷食決定時，請先諮詢你的醫生。

斷食與糖尿病

第一型和第二型糖尿病患者都可以透過斷食改善健康。但如果你的病情很嚴重，我建議你一定要與醫生合作。我曾經看到一些糖尿病患者透過斷食獲得驚人的成效，但我還是希望你在過程中要注意安全，所以請確保監測你的血糖值並在醫生的監督下進行。如果你的醫生不熟悉斷食，請他參考《新英格蘭醫學期刊》上發表的關於間歇性斷食統合分析（在第二章中提及）。通常，醫生對斷食最新的研究內容不太了解，這篇經同行審查的文章可以讓你的醫生更了解斷食。

斷食與飲食失調

　　我要強調，如果你患有飲食失調症，你要讓你的醫生參與建立斷食生活方式的過程。首先，我要確保你很安全。如果你有飲食失調史，你也需要與醫生合作，以安全為重，建立你的斷食生活方式。有幾個警訊提醒你，你的斷食生活方式正讓你陷入心理危機。第一，你開始執著於限制卡路里攝入量，這是一個警訊，斷食無關乎限制卡路里，一旦你開始復食，請確保攝入足夠的優質食物。第二，如果你將斷食視為開始不吃飯的藉口，這就會是你需要醫生參與的原因。斷食是一種可以加速身體復原的治療工具，但你需要策略性地決定斷食的時間長度，以及要跳過哪幾餐。第三，如果你開始因為提前結束斷食而自責，或者感覺自己很失敗，那麼也許是時候停止斷食生活方式。沒有所謂的「斷食失敗」，這應該是趨使你的心理更健康的柔性之旅，而不是一個過度強求的嚴格過程。如果斷食不能成為正向的體驗，那麼我強烈建議你停止斷食。

　　毫無疑問，隨著斷食的進行，你會有更多的問題浮現。如果這些技巧對你沒有幫助，我鼓勵你加入我的線上社群，例如我的免費 Facebook 群組「重置者聯盟」（Resetter Collaborative）。此外，我還在我的 YouTube 頻道上發佈數百個關於斷食的影片，其中許多影片都回答了上述的問題。我相信，如果你有上述沒有回答到的問題，你在 YouTube 頻道上都可以找到答案！

第十一章
· · · · · · · · · · ·

食譜

　　《月經週期斷食療法》並不代表你要犧牲你的味蕾。將斷食與美味食物搭配不僅會讓你的斷食生活方式更加有趣，而且還有助於輕鬆將這些治療原則融入你的生活中。以下是一些很棒的食譜，它們會激發你的味蕾和荷爾蒙，你要勇於嘗試這些食譜，不要迴避那些平時不碰的食材。請記住，多樣化的飲食選擇會增強你的健康。好好享受吧！

小提示

食譜上附註（Ｖ）代表為素食的選項。

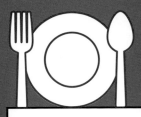

益菌生酮食譜

（KETOBIOTIC RECIPES）

雞肉孢子甘藍沙拉佐生薑味噌醬

SHAVED BRUSSELS SPROUT SALAD WITH CHICKEN
AND GINGER MISO DRESSING

4份（每份1½杯）

食材

雞肉

2 份去骨去皮雞胸肉，切成兩半

1 茶匙海鹽

1 茶匙現磨黑胡椒粉

1 茶匙大蒜粉

½ 茶匙洋蔥粉

2 湯匙酪梨油

沙拉

4 杯抱子甘藍，切除蒂頭，剝除外層老葉

4 根青蔥，去根部，切成薄片

¼ 杯杏仁片

2 湯匙亞麻仁籽

2 湯匙烤芝麻

醬汁

¼ 杯酪梨油

1 湯匙烤芝麻油

3 湯匙米醋

3 湯匙椰子胺基調味醬油

1 湯匙現磨生薑

2 茶匙白味噌醬

1 瓣蒜頭，磨碎

製作方法

❶ 用鹽、胡椒、大蒜粉和洋蔥粉為雞肉兩面調味。在大平底鍋中以中大火加熱酪梨油。將雞肉放入熱油中，每面煎 5 至 6 分鐘，或直至呈金黃色並熟透後關火，靜置一旁備用。

❷ 將所有沙拉食材放入一個大碗中。

❸ 將所有醬汁食材放入中碗中攪拌均勻。

❹ 將雞肉切成一口大小的塊狀後，加入孢子甘藍沙拉碗中。最後加入醬汁攪拌即可食用。

營養資訊	（每份）
總脂肪	15 公克
淨碳水化合物	8 公克
蛋白質	28 公克

197

鷹嘴豆泥碗 (V)

LOADED HUMMUS BOWL (V)

4份 (每份1½杯)

食材

鷹嘴豆泥

4 瓣蒜頭，分開

1 大顆檸檬，榨汁

1 罐 14.5 盎司鷹嘴豆罐頭，沖洗並瀝乾水份

½ 茶匙小蘇打

⅓ 杯中東芝麻醬 (tahini)

海鹽少許

天貝和蔬菜

2 湯匙橄欖油

12 盎司天貝，弄碎

1 茶匙海鹽

1 茶匙現磨黑胡椒

1 茶匙小茴香

½ 茶匙芫荽粉

½ 茶匙卡宴辣椒粉（紅辣椒粉）

4 杯菠菜或嫩羽衣甘藍葉

上層配料

½ 杯去核西西里綠橄欖 (Castelvetrano olives)，切碎

½ 顆紅洋蔥，切丁

1 杯櫻桃蕃茄，對切

¼ 杯烤南瓜籽

特級初榨橄欖油

鹽膚木香料粉 (Sumac)、小茴香或辣椒粉

營養資訊	（每份）
總脂肪	31 公克
淨碳水化合物	24 公克
蛋白質	28 公克

製作方法

❶ 用刀面將 2 瓣蒜頭壓碎後放入小碗，倒入檸檬汁靜置一旁。這樣當你在煮鷹嘴豆時，擱置的生大蒜就有時間可以浸漬在酸性汁中變軟。

❷ 將鷹嘴豆加入 ½ 茶匙小蘇打和剩下的 2 瓣蒜頭後，倒入大平底鍋中。加入水用大火煮沸。一旦沸騰後，將大火調至中火，繼續煮 25 至 30 分鐘，或直到鷹嘴豆變軟，表皮開始脫落。

❸ 將煮熟的鷹嘴豆和大蒜瀝乾水份，然後放入到食物處理機中。加入大蒜、檸檬汁和芝麻醬攪拌至光滑狀，然後慢慢加一些過濾水至食物處理機中，讓混合物從微顆粒狀轉為柔細濃稠狀。然後加入海鹽調味（適量），靜置一旁並準備天貝和蔬菜。

❹ 在大平底鍋中以中大火加熱橄欖油。加入碎天貝和其他 5 種食材拌炒幾分鐘，直到天貝開始呈金黃色，邊緣變酥脆後加入蔬菜。再煮 1 到 2 分鐘，直到蔬菜變軟。

❺ 將鷹嘴豆泥分裝到 4 個碗中，用湯匙背面塑造成均勻的波浪狀層。將天貝和蔬菜平均分裝在每個碗，然後在每份上層放橄欖、洋蔥、蕃茄和南瓜籽。最後在每個碗中淋上少許橄欖油，並撒上鹽膚木香料粉。

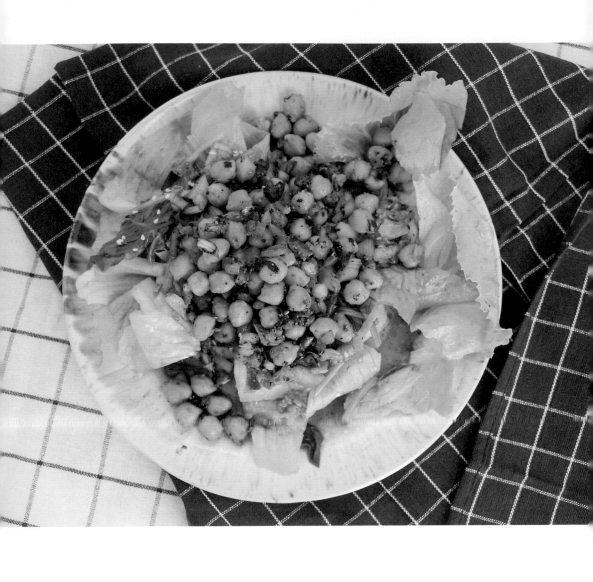

泡菜沙拉配脆皮鷹嘴豆 (V)

KIMCHI SALAD WITH CRISPY CHICKPEAS (V)

4 人（每份2杯）

食材

鷹嘴豆

2 湯匙橄欖油

1 罐 14.5 盎司鷹嘴豆罐頭，瀝乾水份

½ 茶匙海鹽

½ 茶匙大蒜粉

½ 茶匙洋蔥粉

½ 茶匙薑黃粉

½ 茶匙小茴香粉

醬料

¼ 杯酪梨油

3 湯匙米醋

3 湯匙椰子胺基調味醬油

1 瓣蒜頭，磨碎

海鹽少許

現磨黑胡椒粉少許

沙拉

1 杯泡菜，瀝乾水份，切碎

1 蘿蔓萵苣葉，切碎

2 杯嫩菠菜

8 顆櫻桃蘿蔔，切除蒂頭，切成薄片

2 湯匙大麻種籽

2 湯匙芝麻

製作方法

❶ 在大平底鍋中以中大火加熱橄欖油後，倒入鷹嘴豆拌炒。

❷ 將鹽、大蒜粉、洋蔥粉、薑黃和小茴香粉放入小碗中混合。將香料混合物撒在鷹嘴豆上，攪拌使香料均勻分布，然後煮至鷹嘴豆開始呈金黃色且邊緣酥脆，隨後關火靜置一旁備用。

❸ 將酪梨油、米醋、椰子胺基調味醬油和大蒜放入小碗中攪拌均勻，並用鹽和胡椒調味。

❹ 將沙拉食材放入大碗中，灑上鷹嘴豆後淋上醬料，攪拌均勻即可食用。

營養資訊	（每份）
總脂肪	47 公克
膽固醇	0 毫克
淨碳水化合物	20 公克
蛋白質	27 公克

杏仁雞柳和酸菜沙拉

ALMOND CHICKEN TENDERS AND SAUERKRAUT SLAW

4份（每份3片雞柳條搭配 ½ 杯酸菜）

食材

涼拌菜絲

2 杯德式酸菜，瀝乾

2 根芹菜莖，切成薄片

1 大顆翠玉青蘋果，去核
對切，切成薄片

¼ 杯蘋果醋

¼ 杯烤南瓜籽、大麻籽或
亞麻籽

2 湯匙酪梨油

雞肉

½ 杯杏仁粉

3 湯匙營養酵母

1½ 茶匙海鹽

1 茶匙現磨黑胡椒粉

1 茶匙辣椒粉

1 茶匙大蒜粉

½ 茶匙洋蔥粉

1 顆雞蛋

½ 杯裝不加糖的杏仁奶

1 磅雞柳條

2 湯匙酪梨油

製作方法

① 將烤箱預熱至 400 °F（大約 200℃）。

② 在烤盤上鋪上烘焙紙，靜置。

③ 將沙拉的所有食材放入大碗中，攪拌均勻。如果需要，加鹽調味，然後蓋上蓋子放入冰箱備用，並準備製作雞柳。

④ 將杏仁粉、酵母、鹽、胡椒粉、辣椒粉、大蒜粉和洋蔥粉放入大淺盤或派盤中混合均勻。

⑤ 將雞蛋和杏仁奶放入寬口碗中攪拌均勻。

⑥ 準備雞柳條上粉。將雞肉兩面浸入雞蛋混合液中取出，將雞肉壓入杏仁粉中輕輕滾動，當雞肉表層均勻裹上杏仁粉後，將其放在準備好的烤盤上。重複此操作，直到所有的雞柳條都裹上杏仁粉。在雞肉表面輕輕刷上一層油後，放入烤箱烘烤 35 至 40 分鐘。

⑦ 雞柳烤好後取出，搭配沙拉食用。

營養資訊	（每份）
總脂肪	35 公克
膽固醇	148 毫克
淨碳水化合物	13 公克
蛋白質	49 公克

火腿、菠菜和蘆筍烘蛋

PROSCIUTTO, SPINACH, AND ASPARAGUS FRITTATA

8份（每份1片）

食材

8 顆雞蛋

½ 杯不加糖的杏仁奶

⅓ 杯營養酵母

1 茶匙海鹽

1 茶匙現磨黑胡椒粉

2 湯匙印度酥油（ghee）

1 顆大紅蔥頭，切成細丁

3 瓣蒜頭，切碎

4 盎司帕爾瑪火腿，切碎

1 磅蘆筍，去老梗，切成 2 至 3 英吋（大約 5 到 8 公分）

3 杯菠菜

製作方法

❶ 將烤箱預熱至 350 °F（大約 170℃）。

❷ 準備一個大鑄鐵平底鍋以中大火加熱（或其他適用於烤箱的平底鍋）。

❸ 將雞蛋、杏仁奶、酵母、鹽和胡椒粉放入中碗，攪拌均勻靜置一旁。

❹ 鑄鐵鍋變熱後倒入酥油。

❺ 當酥油融化後，加入紅蔥頭和大蒜，拌炒 1 到 2 分鐘，或直到紅蔥頭開始呈半透明狀，然後加入火腿再拌炒 3 至 4 分鐘。一旦火腿開始呈金黃酥脆狀後就加入蘆筍。

❻ 煮至蘆筍呈鮮綠色狀，加入菠菜再煮幾分鐘，或直到菠菜變軟。

❼ 將雞蛋混合物倒在炒蔬菜上。煮 3 到 4 分鐘，或直到煎蛋餅底部開始凝固。將煎蛋餅轉移到烤箱中烘烤 15 分鐘，或直到雞蛋中心熟透。

❽ 將蛋餅分切後即可食用。

營養資訊　（每份）

總脂肪	20 公克
淨碳水化合物	8 公克
蛋白質	33 公克

203

北非蛋佐醃洋蔥和酪梨

SHAKSHUKA WITH PICKLED ONIONS AND AVOCADO

4份（每份大約1½杯）

食材

2 湯匙橄欖油

1 顆黃洋蔥，去皮切丁

4 瓣蒜頭，切碎

1 顆紅甜椒，去籽切丁

3 湯匙蕃茄醬

2 湯匙哈里薩辣醬 (harissa)

1 茶匙海鹽

1 茶匙現磨黑胡椒粉

1 茶匙小茴香

½ 茶匙辣椒粉

1 罐 28 盎司碎蕃茄罐頭

2 杯嫩羽衣甘藍葉

8 顆雞蛋

1 顆大酪梨，去籽去皮，切片

1 杯醃漬紅洋蔥

¼ 杯切碎芫荽

製作方法

❶ 將橄欖油倒入大平底鍋，以中大火加熱。加入洋蔥，拌炒約 2 分鐘，或直到洋蔥開始呈半透明狀，然後加入大蒜和甜椒。再拌炒 2 分鐘後，加入蕃茄醬、哈里薩辣醬、鹽、胡椒、小茴香和辣椒粉。攪拌至混合物散發出香味。

❷ 拌入碎蕃茄，如果醬汁開始沸騰或濺出，請轉小火。讓混合物煮大約 20 分鐘（醬汁會稍微變稠）。

❸ 加入羽衣甘藍葉，煮至變軟。慢慢加入雞蛋，一次一個，保持蛋黃完整。蓋上鍋蓋，再煮 5 至 6 分鐘，或直到雞蛋凝固且蛋黃煮至你喜歡的熟度。

❹ 北非蛋上桌前，上層鋪上酪梨、醃洋蔥和芫荽即可食用。

營養資訊	（每份）
總脂肪	42 公克
淨碳水化合物	27 公克
蛋白質	25 公克

大蒜薑味天貝與綠花椰菜藜麥 (V)

GARLIC-GINGER TEMPEH AND BROCCOLI OVER QUINOA (V)

4份（每份大約2杯）

食材

6 片蒜頭，切碎

2 湯匙現磨生薑

2 湯匙烤芝麻油

⅓ 杯椰子胺基調味醬油

1 顆大檸檬，榨汁和檸檬皮切碎

2 湯匙酪梨油

12 盎司天貝，切成細條或切碎

2 杯綠花椰菜小花

海鹽

現磨胡椒粉

1 杯藜麥，根據包裝說明料理

1½ 杯泡菜

製作方法

❶ 將前 5 種食材放入中碗，攪拌均勻靜置一旁。

❷ 在大平底鍋中以中大火加熱油。加入天貝，煎至邊緣開始呈金黃色，隨後加入綠花椰菜，加入鹽和胡椒調味，煮大約 4 分鐘。將火調至中火，倒入大蒜混合物，煮至醬汁變稠且綠花椰菜變軟。

❸ 搭配準備好的藜麥和泡菜一起食用。

營養資訊	（每份）
總脂肪	31 公克
膽固醇	0 毫克
淨碳水化合物	35 公克
蛋白質	40 公克

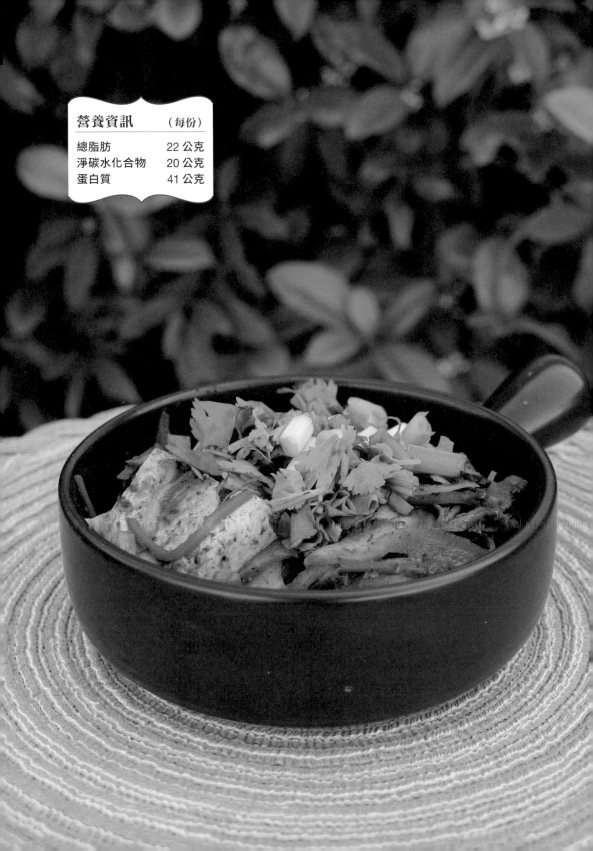

營養資訊　（每份）

總脂肪　　　　22 公克
淨碳水化合物　20 公克
蛋白質　　　　41 公克

豆腐燉泡菜 (v)

KIMCHI STEW WITH TOFU (v)

4人份（每份大約1½杯）

食材

2 湯匙酪梨油

1 顆黃洋蔥，切丁

6 瓣蒜頭，切碎

3 杯泡菜，切碎

2 湯匙辣椒醬

5 杯蔬菜湯

1 罐 15 盎司菜豆或白腰豆，
瀝乾

海鹽

現磨黑胡椒粉

12 盎司傳統硬豆腐，切塊

4 根青蔥，切成薄片

¼ 杯芫荽，切碎

烤芝麻油少許

製作方法

❶ 在大平底鍋中以中大火加熱酪梨油。加入洋蔥和大蒜，拌炒 2 到 3 分鐘，或直到洋蔥開始呈半透明狀。

❷ 加入泡菜和辣椒醬。攪拌煮 1 分鐘，然後倒入高湯，加入菜豆，用鹽和胡椒調味。一旦混合物開始沸騰後，調至中火，然後蓋上鍋蓋，燜煮 20 分鐘。

❸ 將豆腐放入鍋中，蓋上蓋子，再煮 15 分鐘。如果在加入豆腐前燉菜已經沸騰，請將火候調至小火。

❹ 將燉菜搭配青蔥、芫荽，並淋上烤芝麻油一起食用。

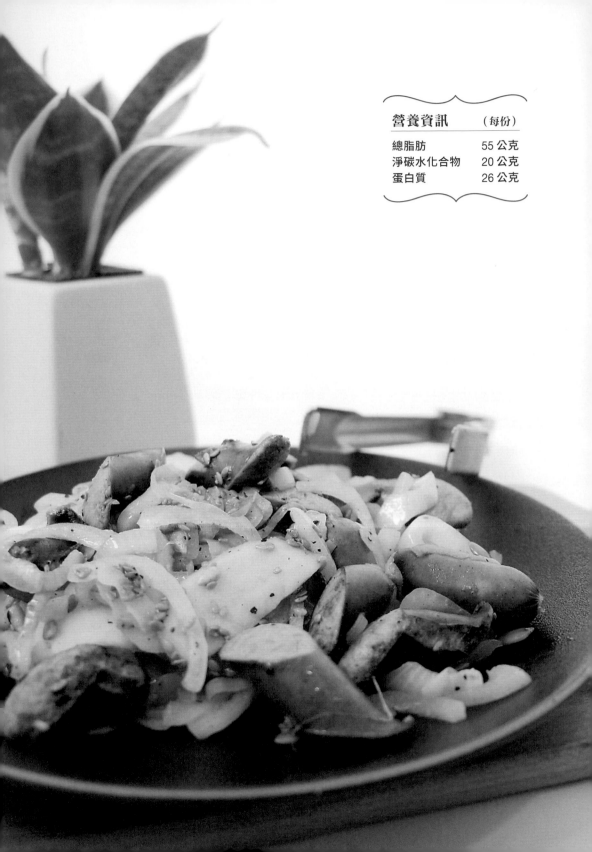

營養資訊 （每份）

總脂肪　　　　55 公克
淨碳水化合物　20 公克
蛋白質　　　　26 公克

德式香腸配炒蘋果和洋蔥
（搭配酸菜一起食用）

BRATS WITH SAUTÉED APPLES AND ONIONS
(SERVE WITH SAUERKRAUT)

▶ 4份（每份1½杯）◀

食材

2 湯匙橄欖油

1 磅德式香腸，切成圓片般的形狀

1 顆大洋蔥，對半切，切成薄片

2 顆翠玉青蘋果，去核對切，切成薄片

¼ 杯蘋果醋

¼ 杯種籽類，如亞麻籽、南瓜籽、大麻籽或綜合 3 種種籽

1 茶匙煙燻辣椒粉

海鹽少許

現磨黑胡椒粉少許

1½ 杯德式酸菜

製作方法

❶ 在大平底鍋中以中大火加熱橄欖油。加入德式香腸拌炒均勻，煮大約 2 分鐘後加入洋蔥。

❷ 繼續拌炒 5 到 6 分鐘，或直到洋蔥變軟且呈半透明狀（接近焦糖化），加入蘋果、醋、種籽類和辣椒粉，並用鹽和胡椒調味。

❸ 再煮幾分鐘，或直到蘋果變軟且湯汁收至一半以上。

❹ 搭配一勺酸菜一起食用。

椰子羽衣甘藍扁豆湯 (v)

COCONUT AND KALE LENTIL SOUP (V)

▶ 4份（每份1½杯）◀

食材

1 杯不加糖的椰絲

2 湯匙酪梨油

1 顆黃洋蔥，切丁

6 瓣蒜頭，切碎

2 湯匙現磨生薑

2 湯匙紅咖哩醬

1 杯紅扁豆

5 杯蔬菜高湯

1 茶匙鹽

1 茶匙現磨黑胡椒粉

1 罐 14.5 盎司的全脂椰奶

4 杯羽衣甘藍去梗，切碎

¼ 杯自選種籽類（南瓜籽、亞麻籽、大麻籽）

製作方法

❶ 用中大火加熱大鍋。待鍋子變熱後，加入椰絲乾烤，不斷攪拌，直到開始呈淺金黃色關火。隨後將烤椰絲取出放入中碗靜置一旁備用。

❷ 將鍋子再次加熱，倒入酪梨油，加入洋蔥，拌炒 2 到 3 分鐘，或直到開始呈半透明狀，然後加入大蒜和生薑，拌炒一分鐘內加入紅咖哩醬，繼續加熱攪拌直至逼出混合物香味。

❸ 加入扁豆、高湯、鹽、胡椒和椰肉絲。當混合物煮沸後轉中火，蓋上鍋蓋，以小火燜煮 25 至 30 分鐘，或直至扁豆變軟且熟透。

❹ 食用前幾分鐘，加入椰奶和羽衣甘藍。把湯放在爐上加熱，直到羽衣甘藍變軟。加入一些鹽和胡椒調味，並在湯上撒上自選的種籽即可食用。

營養資訊	（每份）
總脂肪	40 公克
淨碳水化合物	24 公克
蛋白質	21 公克

手撕豬肉大骨湯

PULLED PORK IN BONE BROTH

12 人份（每份 1 杯）

食材

1 茶匙鹽（或少許調味）

½ 茶匙胡椒（或少許調味）

6 磅豬肩肉

8 杯牛骨湯（見第 285 頁）

2 顆檸檬汁

2 湯匙小茴香粉

3～4 片月桂葉

2 湯匙普羅旺斯綜合香料

½ 茶匙卡宴辣椒

¼ 杯切碎芫荽

1 顆中型有機黃洋蔥，去球根剝除外皮，切塊

1 茶匙有機葛根粉

製作方法

❶ 燉菜有 4 種方法。以下是從最快到最慢的方法：壓力鍋（1 小時）、瓦斯爐（3 至 4 小時）、烤箱（4 至 8 小時）或慢燉鍋（也是 4 至 8 小時），其中慢燉鍋最省事，這些做法適用於 6 夸脫以上的容量。

❷ 在豬肩肉上撒上鹽和胡椒。用中大火加熱大平底鍋或炒鍋。將肉放入鍋中，每面煎至呈淺金黃色。這是很重要的一步，因為你正在進行兩道手續使這道菜餚更美味：密封水分和增添風味。所有脆皮的精華都會融入燉湯中。

❸ 將基本牛骨湯和檸檬汁與香料一起煮沸，然後將混合物倒入慢燉鍋中。

❹ 將湯汁、豬肉和洋蔥放入慢燉鍋，以小火煮 8 小時。請注意，湯汁要覆蓋過肉的表面。

❺ 當燉菜煮好後，你可以預留一些基本牛骨湯與肉絲混合，但首先你要用一些葛根粉將其勾芡。先將少許熱湯與一茶匙葛根粉充分混合，然後再慢慢加入預留的湯汁來完成勾芡。

❻ 從慢燉鍋中取出豬肉，用 2 把叉子將豬肉分成肉絲後，加入濃稠的醬汁。

營養資訊	（每份）
總脂肪	3 公克
淨碳水化合物	1 公克
蛋白質	25 公克

培根酪梨水波蛋

BACON-AVO-EGG (BACON, AVOCADO, EGG)

4份（每份1顆酪梨）

食材

4 大顆酪梨

1 茶匙鹽

¼ 杯未加工蘋果醋

4 大顆自由放養雞蛋或鴨蛋

16 片無荷爾蒙培根

營養資訊 （每份）

總脂肪	59 公克
淨碳水化合物	9 公克
蛋白質	117 公克

製作方法

❶ 將酪梨切成兩半去籽，從中心挖出少量酪梨，為即將放入的水波蛋騰出空間。小心剝除酪梨皮，靜置備用。

❷ 在平底鍋中倒入 3 至 4 英吋（大約 8 到 10 公分）深的水。加入 ½ 茶匙鹽和蘋果醋，待水煮沸後，打入蛋煮 5 分鐘。

❸ 小心地將 1 個水波蛋放入半顆酪梨中，然後蓋上另一半。用大約 4 片培根將整顆酪梨包起來。

❹ 將弧形煎鍋以大火加熱，放入包覆培根的酪梨，慢慢旋轉，直到表面酥脆並呈金黃色。將酪梨貼著弧形煎鍋傾斜邊緣是一個不錯的方法將培根煎熟。一旦培根開始變熟並變脆，它就會形成一個外殼，將酪梨和內部的水波蛋包起來。

❺ 培根煎熟後即可享用。

提示和技巧

醋中的酸性有助於在煮水波蛋時使雞蛋保持完整。煎培根酪梨的秘訣在於高溫：必須保持高溫且快速；否則，下面柔軟的酪梨質地就會受到影響。將這道美味的菜餚搭配混合蔬菜沙拉、傳統蕃茄片、新鮮切碎的巴西里和碎菲達羊起司一起享用。

烤羊腿
ROASTED LEG OF LAMB

20份（每份4盎司，大約110公克）

食材

5 磅去骨羊腿

8 枝新鮮迷迭香

2 顆檸檬碎皮和果汁

1 湯匙蒜蓉

¼ 杯酪梨油

2 茶匙鹽

1 茶匙胡椒粉

兩個 10 加侖透明塑膠袋

製作方法

❶ 將所有食材放入 2 個（增加厚度）10 加侖透明塑膠袋中。放入迷迭香時要格外小心，以免刺穿塑膠袋。將袋子中的空氣排出，並在頂部打一個結；確保整隻羊腿浸漬在醃料醬。

❷ 將羊肉放入碗或盤中（以防洩漏），然後放入冰箱醃製 4 小時或最多 2 天。

❸ 將羊肉放在烤架上以中火烤 45 分鐘，或直至烤熟。或先在烤架上上色，然後在 375 °F（大約 190℃）的烤箱中烘烤 45 分鐘或直至完成。

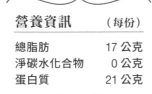

營養資訊	（每份）
總脂肪	17 公克
淨碳水化合物	0 公克
蛋白質	21 公克

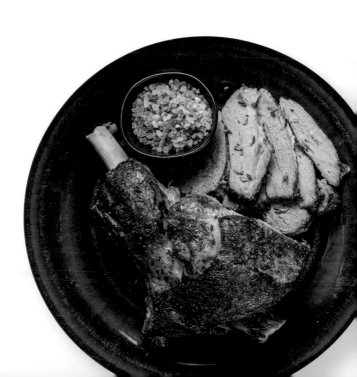

美味烤雞
THE BEST ROASTED CHICKEN

▶ 4 份（每份 4 盎司）◀

食材

1 隻全雞
3 顆檸檬，切片
5 枝新鮮迷迭香
1 茶匙海鹽
½ 茶匙胡椒粉
辣椒粉少許

製作方法

❹ 將烤箱預熱至 375 °F。

❺ 準備烤盤，鋪上一層烘焙紙，並將邊緣塞進滴水盤之間。

❻ 剪開雞背，去除脊骨，將整隻雞平展開呈蝴蝶狀，在烤盤上壓平，以便在更短的時間內均勻烤熟，同時保有內部濕潤和外部酥脆。

❼ 將檸檬片和迷迭香小枝鋪在已鋪好烘焙紙的烤盤上。

❽ 將整隻雞放在檸檬和迷迭香上。撒上鹽、胡椒和辣椒粉。

❾ 烘烤大約 45 至 55 分鐘，或直至留下的雞汁呈清澈狀。

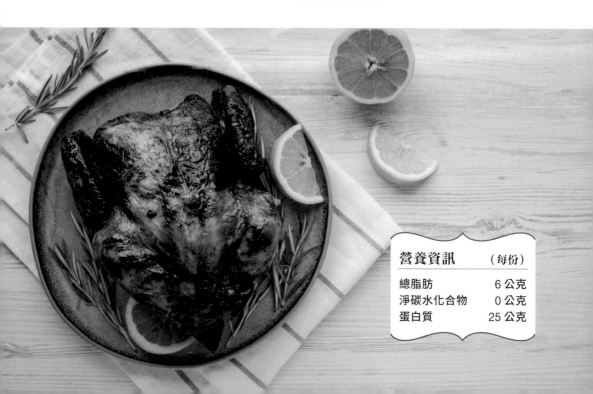

營養資訊	（每份）
總脂肪	6 公克
淨碳水化合物	0 公克
蛋白質	25 公克

生酮鬆餅

KETOBIOTIC WAFFLES

16片鬆餅（每份2片鬆餅）

食材

3 杯去皮杏仁粉

¼ 杯椰子絲，不加糖

1 茶匙泡打粉

¼ 茶匙海鹽

½ 茶匙肉桂粉

⅔ 杯椰奶

¼ 杯楓糖漿

2 茶匙香草精

5 顆自由放養雞蛋，蛋白和蛋黃分開

⅓ 杯草飼奶油，放室溫軟化

若要製作巧克力鬆餅，再加入 ¼ 杯生可可粉

製作方法

1. 準備鬆餅機。

2. 將所有乾食材放入一個中碗，攪拌至混合均勻。

3. 將椰奶、楓糖漿、香草精、蛋黃和奶油放入大碗中，攪拌呈乳狀。在另一個中碗中將蛋白打發。

4. 將蛋白輕輕拌入大碗中的蛋黃混合物。

5. 將乾食材緩緩加入大碗液體食材中，輕輕攪拌直到完全混合。

6. 使用 2 盎司的長柄勺，將一團麵糊倒入鬆餅機正中心。按照鬆餅機的做法進行烘烤（大約 4 分鐘）。持續同樣步驟，直到用完所有鬆餅麵糊。

營養資訊	（每份）
總脂肪	23 公克
淨碳水化合物	3 公克
蛋白質	5 公克

215

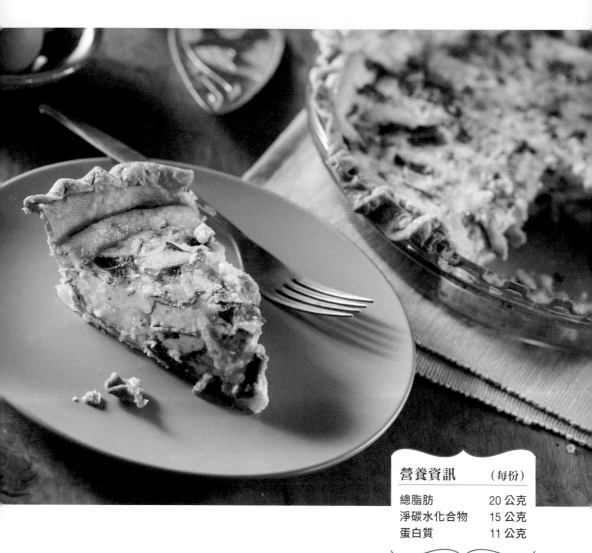

法式鹹派

CRUSTLESS EVERYTHING QUICHE

> 8份（每份1片）

食材

1 杯切洋蔥丁，炒至呈現透明狀

3 杯（總共）廚房裡現有的食材，例如：

1 杯冷凍有機菠菜，解凍後切成細丁

1 杯煮熟培根丁

1 杯胡桃南瓜切丁（½ 英吋立方體）胡桃南瓜

1 杯烤紅甜椒切丁

3 杯（總共）現有的任何起司，例如：

1½ 杯山羊切達乾酪，切碎

1½ 杯帕爾森起司，切碎

8 大顆放養雞蛋，打散

½ 茶匙鹽

½ 茶匙胡椒

1 茶匙自選香料（我選的是普羅旺斯綜合香料）

製作方法

❶ 將烤箱預熱至 350 °F（大約 180℃）。

❷ 在 8 吋（大約 27 公分）方形烤盤上塗上少許奶油。

❸ 準備以下食材：炒洋蔥，將菠菜解凍切碎；將培根煮熟切碎；將甜椒烤熟切丁；將起司磨碎。

❹ 將雞蛋打散，加入鹽、胡椒粉和香料。

❺ 將所有食材放入大碗中混合均勻。

❻ 將混合物倒入塗上奶油的烤盤中。烘烤 30 到 40 分鐘，或直到用牙籤插入中間拔出時不沾黏。

> **提示和技巧**
>
> 只要依照食譜中的比例，你可以嘗試各種不同的食材。這個法式鹹派永遠吃不膩！

蟹肉餅

BREADCRUMB-FREE CRAB CAKES

6份蟹餅（每份1塊蟹餅）

食材

½ 顆綠花椰菜花朵部分，切碎，蒸熟，去水（完成後大約 1 杯）

5 顆自由放養雞蛋

3 湯匙大蒜酪梨蛋黃醬（可買現成）

¼ 杯捲葉巴西里，切碎

½ 茶匙海鹽

¼ 茶匙胡椒粉

½ 茶匙卡宴辣椒

½ 茶匙辣椒粉

1 茶匙新鮮蒔蘿

6 湯匙椰子粉

1 磅碎蟹肉，煮熟

2 湯匙酪梨油或椰子油（用於煎蟹餅）

檸檬汁適量

提示和技巧

可以搭配半顆酪梨與混合蔬菜一起食用。

218

製作方法

❶ 用攪拌機或食物處理機將花椰菜碾碎後蒸 10 分鐘。用粗棉布擠出多餘的液體，靜置一旁冷卻備用。

❷ 將雞蛋、大蒜酪梨蛋黃醬和香料放入小碗中，攪拌均勻。

❸ 將冷卻花椰菜、雞蛋混合物和椰子粉放入中碗，輕輕攪拌均勻。（重點：花椰菜一定要冷卻，這樣才不會讓雞蛋凝固。）花椰菜和椰子粉可以使成品蟹餅的外皮酥脆可口。

❹ 輕輕拌入蟹肉，小心不要把蟹肉弄碎。（讓成品有更多的大塊蟹肉口感會更好。）

❺ 將混合物放入冰箱冷卻 15 分鐘，然後將烤箱預熱至 350 °F（大約180℃）。

❻ 製作約 1 英吋（約 2.5 公分）厚、3 英吋（約 7.5 公分）寬的蟹肉餅。

❼ 將油倒入鑄鐵鍋（建議）中，以中火加熱。當鍋子和油變熱時，放入蟹餅，小心不要一次放入太多蟹餅，以免塞太滿（這會導致冒熱氣，而不是炙燒表面）。蟹餅兩面各煎大約 3 分鐘至金黃色。

❽ 將煎好的蟹餅放在烤盤上，放入烤箱烘烤大約 12 至 15 分鐘。食用前將檸檬汁擠在蟹肉餅上調味。

營養資訊	（每份）
總脂肪	4 公克
淨碳水化合物	2 公克
蛋白質	10 公克

紫色酸泡菜 (V)

PURPLE GOLD KRAUT (V)

14杯（每份1杯）

食材

2 顆有機紫甘藍葉，切碎

⅓ 杯新鮮有機薑黃，磨碎

⅓ 杯新鮮有機生薑，磨碎

2 湯匙海鹽

2 湯匙蘋果醋

額外加的鹽水

4 杯純水

4 茶匙海鹽

4 茶匙蘋果醋

營養資訊	（每份）
總脂肪	0公克
淨碳水化合物	2公克
蛋白質	0公克

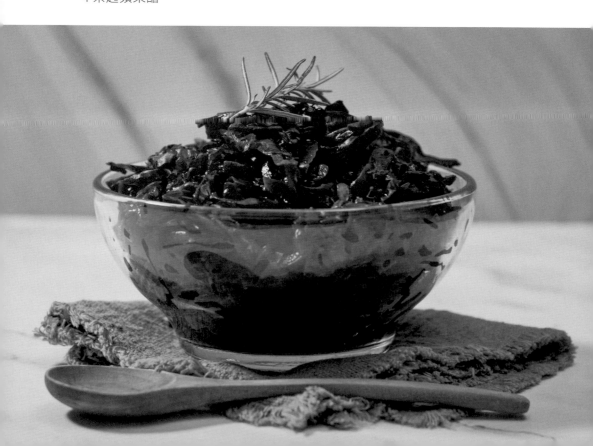

製作方法

① 先從 1 顆紫甘藍剝下 4 至 5 片葉子，放置一旁。將剩下的高麗菜切絲。

② 將切碎的紫甘藍、薑黃、生薑、鹽和醋放入大碗中混合均勻。（使用不銹鋼碗，因為薑黃不會將其染成亮黃色。）戴上手套以防止雙手被弄髒，用手搓揉紫甘藍混合物，直至其分解並開始軟化，過程大約需要 5 到 10 分鐘。讓混合物靜置 20 到 30 分鐘，以便繼續浸漬並釋放更多汁液。

③ 之後，再搓揉紫甘藍 5 至 10 分鐘。

④ 用長柄大匙將高麗菜混合物裝入兩個 36 盎司的梅森罐中。將混合物緊緊壓入瓶底，讓混合物浸入鹽水中（透過浸漬過程所產生的天然汁液）。在罐子頂部預留大約 1.5 英吋（約 3 公分）的空間。

⑤ 通常，你需要製作外加的鹽水。也就是混合水與海鹽和蘋果醋。在瓶中加入鹽水，直到高麗菜混合物全部浸泡在鹽水中。

⑥ 把之前放在一邊的高麗菜葉捲起來，放入罐子裡，把高麗菜壓入鹽水下。瓶罐不要蓋緊，以便讓發酵的氣體溢出。將瓶子放在陰涼處 5 至 14 天。在發酵過程中，酸菜會起泡變得混濁。如果頂部或整片高麗菜葉上出現浮渣或黴菌，請將其丟棄，並更換新的高麗菜葉，以保持高麗菜全部浸漬在鹽水中。

⑦ 每天嚐嚐看酸菜。當酸菜達到你滿意的風味，把上層的高麗菜拿掉，將整瓶酸菜放進冰箱裡冷藏，以減緩發酵的過程。

提示和技巧

製作此食譜時，請戴上不怕被弄髒的手套和衣服；薑黃汁會弄髒你的手，並可能沾上衣服洗不掉。水果如鳳梨可以加速發酵過程，或許可以縮短時間達到你喜歡的風味。5 到 6 天後，酸菜會變得清脆可口；大約 10 天後，風味會變酸澀，口感也會變軟。這種酸菜是進行斷食後復食的完美搭配。

健康雞塊

HEALTHY CHICKEN NUGGETS

48塊雞塊（每份6塊）

食材

8 塊去骨去皮自由放養無
荷爾蒙雞胸肉

3 杯藜麥粉

2 茶匙大蒜粉

2 茶匙海鹽

2 茶匙黑胡椒粉

4 顆雞蛋，打散

1 杯椰子油

製作方法

❶ 將雞肉切成雞塊狀（每塊雞胸肉大約切成 6 塊）。

❷ 將麵粉、大蒜粉、鹽和胡椒粉放入淺盤中混合均勻。將雞塊一一浸入打散的蛋液中，然後每面輕輕沾上麵粉混合物，抖掉多餘的麵粉，將沾上麵粉的雞肉放在盤子上備用。

❸ 在大平底鍋或煎鍋上（我喜歡用鑄鐵鍋）塗上一層椰子油。油量一定要足夠，以免雞塊沾黏，但也不可太多，不然雞塊會太濕軟。

❹ 將雞塊每面煎 4 分鐘，直至呈金黃色。你可能需要分批進行，並在過程中撈出鍋中殘留的麵糊；如果不除去這些雜質，它們很容易燒焦，使接下來的雞塊風味大打折扣。

❺ 當雞塊表面成金黃色，且中心不再呈粉紅色，你就知道雞塊已經熟透。每次過程大約需要 12 分鐘。

營養資訊 （每份）

總脂肪	29 公克
淨碳水化合物	3 公克
蛋白質	48 公克

豆蔻胡蘿蔔條 (V)

CARDAMOM CARROT FRIES (V)

8份（每份1杯）

食材

8 杯胡蘿蔔棒（6 磅有機胡蘿蔔）

2 湯匙酪梨油

3 茶匙普羅旺斯綜合香料

1½ 茶匙辣椒粉

2 湯匙豆蔻（少許調味）

1/16 茶匙卡宴辣椒

1½ 茶匙鹽

¼ 茶匙胡椒

營養資訊 （每份）

總脂肪	14 公克
淨碳水化合物	20 公克
蛋白質	3 公克

製作方法

❶ 將烤箱預熱至 375 °F（大約 190℃）。

❷ 將胡蘿蔔去皮，開始準備切成「薯條」狀。將胡蘿蔔「切成方形」，削去圓邊。一旦修整成方形的胡蘿蔔，接下來你可以切成想要的「薯條」厚度，隨後切成想要的長度。

❸ 將胡蘿蔔條和酪梨油放入大碗，攪拌均勻。之後加入剩餘的食材攪拌均勻。

❹ 在 2 個大烤盤上鋪上烘焙紙或不沾黏烤墊。將胡蘿蔔條擺整齊，確保沒有黏在一起，讓每根胡蘿蔔周圍有足夠的空間，以便均勻上色，獲得烘烤最佳的效果。

❺ 烘烤 30 到 45 分鐘，每 10 分鐘左右檢查一次，以確保烘烤均勻。

提示和技巧

為了切成傳統的「薯條」形狀，你需要大量的胡蘿蔔，因為切掉圓形部分會減少胡蘿蔔「薯條」成品的數量。如果你不介意非傳統形狀的「薯條」，那麼你就可以多吃一些。我非常喜歡這些胡蘿蔔「薯條」，所以我做了 4 倍的香草、鹽和胡椒混合物，並將其存放在香料罐中，以便下次製作這些時可節省一點時間！

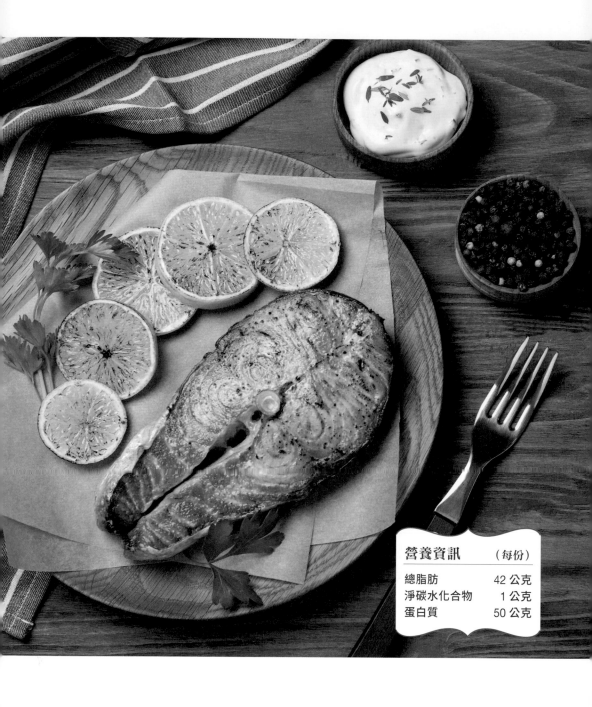

營養資訊　　（每份）

總脂肪　　　　42 公克
淨碳水化合物　 1 公克
蛋白質　　　　50 公克

檸檬生薑鮭魚

MEYER LEMON - GINGER SALMON

12份（4盎司）

食材

1～2 湯匙芝麻油

1 大片野生鮭魚片（2½ ～ 3 磅，大約 1100 ～ 1300 公克）

2 湯匙低鈉有機味噌

1 湯匙椰子胺基調味醬油

4 湯匙現磨生薑

½ 茶匙現磨新鮮薑黃

2 茶匙蒜末

2 茶匙當地生蜂蜜

2 大顆梅爾（Meyer）檸檬汁

3 大顆梅爾（Meyer）檸檬碎皮

製作方法

❶ 將烤箱預熱至 350 ℉（大約 180℃）。

❷ 準備一個大烤盤（最好是 15 吋左右），在鍋底抹上少許芝麻油，鮭魚帶皮朝下放入（以防魚皮沾黏）。

❸ 將剩餘的食材放入小碗中混合均勻，形成濃稠的醬汁。將醬汁塗抹在鮭魚上。（醬汁濃稠的部分會附著在表面上，並在烘烤過程中形成一層脆皮，汁液則會留到鍋底，為魚的其餘部分提供風味和水分。）

❹ 烘烤大約 45 分鐘，或直至鮭魚表面開始呈棕色且魚片最厚的部分熟透。

提示和技巧

如果魚片對於烤盤來說太長，你可以把鮭魚的小尾端切掉，放在烤盤的空位上；不一定要完整的一大塊。過程中要觀察鮭魚較薄的部分，確保不會煮過頭或變乾；如果需要，你可以先取出較薄的鮭魚片。

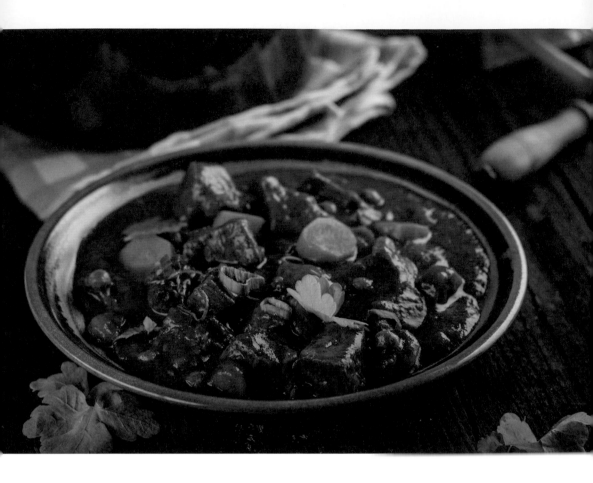

提示和技巧

在早上使用 6½ 夸脫的慢燉鍋燉煮。燉的時間越長越美味，因為風味全部都融合在一起，且就像吃一頓不需花時間的美味餐點。這就是為什麼這個食譜要設計成能供應一小支軍隊的原因：一些留給自己吃，一些冷凍起來，一些與他人分享！

上菜前，你可以選擇在紅燒牛肉上淋一些濃稠醬汁。先將 1½ 杯肉汁倒入平底鍋，在小玻璃杯中，將少量溫熱的肉汁與 1 至 2 茶匙葛粉混合，用小攪拌器攪拌均勻，然後將此混合物倒入平底鍋裡的醬汁中。這種預先混合的作法可以減少結塊。

紅燒牛肉

BRAISED BEEF COLLAGEN BOOST

24 份（每份 4 盎司）

食材

4～4½ 杯牛骨湯（參考第 285 頁基本牛骨湯）

8 磅有機草飼牛肉

1 湯匙海鹽（使用於高溫封煎）

1 湯匙黑胡椒粉（使用於高溫封煎）

1 顆洋蔥，去皮切成 8 塊

12 盎司蕃茄醬（選購裝於玻璃容器中的品牌）

2 杯胡蘿蔔（3～4 根胡蘿蔔，切成 2 吋（約 5 公分）長塊狀

4 根芹菜莖，切成 2 吋（約 5 公分）長塊狀

1 湯匙普羅旺斯綜合香料

4～5 瓣蒜頭

製作方法

❶ 燉煮的方法有 4 種。以下是從最快到最慢的方法：壓力鍋、瓦斯爐、烤箱或慢燉鍋。這些做法適用於 6 夸脫的慢燉鍋。

❷ 先在慢燉鍋中加熱牛骨湯。有時，我會在一開始先將牛骨湯煮沸。

❸ 在牛肉表面撒上鹽和胡椒。用中大火加熱大平底鍋或炒鍋。將牛肉放入鍋中，每面煎至呈淺金黃色。這是很重要的一步，因為你正在進行兩道手續使這道菜餚更美味：密封水分和增添風味。所有脆皮的精華都會融入燉湯中。

❹ 將肉和所有剩餘的食材放入慢燉鍋，燜煮 4 至 8 小時。（我用了整整 8 個小時，如此一來牛肉就會非常軟嫩，當我完成一天的工作後就可以吃了。）

營養資訊	（每份）
總脂肪	13 公克
淨碳水化合物	0 公克
蛋白質	13 公克

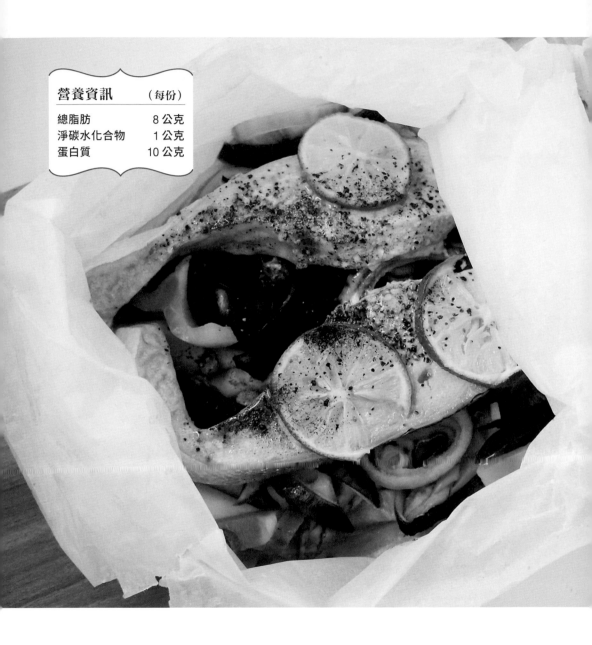

營養資訊 （每份）

總脂肪	8 公克
淨碳水化合物	1 公克
蛋白質	10 公克

紙包烤鮭魚

SALMON IN PARCHMENT PAPER

▶8份（每份2盎司）◀

食材

16 盎司蘆筍

2 顆黃甜椒，切成薄片

1 顆紅洋蔥，切成薄片

4 顆大蕃茄，切丁

4 湯匙酸豆（capers），瀝乾水份

8 片鮭魚

2 顆檸檬，榨汁

¼ 杯酪梨油

3 顆檸檬，切片

1 茶匙海鹽

1 茶匙胡椒粉

½ 茶匙辣椒粉

½ 杯羅勒，切成薄片

製作方法

❶ 將烤箱預熱至 400 °F（大約 200℃）。

❷ 將烘焙紙切成 8 個 17 吋（大約 43 公分）的正方形。

❸ 將蘆筍、青椒、洋蔥、蕃茄和酸豆均勻分布在 8 張烘焙紙方塊中。將 1 片鮭魚片放在每片烘焙紙上。在每片鮭魚上淋上檸檬汁和少許酪梨油，上面再放 1 至 2 片檸檬片、鹽、胡椒和少許辣椒粉。將烘焙紙兩側合起對摺，形成一個密封口袋。將這些包好的鮭魚放在烤盤上。

❹ 將鮭魚烘烤 15 至 20 分鐘；當溫度計穿過紙插入魚肉時，其溫度應該為 140 °F 至 145 °F（大約是 60 °C 到 62℃）。將烤好的鮭魚紙包一一放在盤子上，打開烘焙紙，在鮭魚上撒上一些羅勒即可享用。

提示和技巧

烘焙紙可以保持魚肉的濕潤口感，並保留所有的風味！這道菜也很受晚宴客人的歡迎，因為當你把鮭魚包在烘焙紙上，它看起來很高雅。

新鮮薄荷和豌豆醬
FRESH MINT AND PEA SPREAD

▶ 3杯（24人份，每份2湯匙）◀

食材

3 杯新鮮豌豆 (English peas)

½ 杯杏仁，研磨至麵粉質地

1 顆檸檬碎皮

2 杯包裝完好的新鮮薄荷

3 湯匙檸檬汁

1 根日式青椒 (shishito pepper)

2 盎司山羊起司

½ 杯酪梨油

製作方法

❶ 將所有食材放入食物處理機，以中速攪拌，直到達到所需的濃稠度。

❷ 將做好的抹醬裝入玻璃容器，放入冰箱冷藏保存可長達 5 至 7 天。

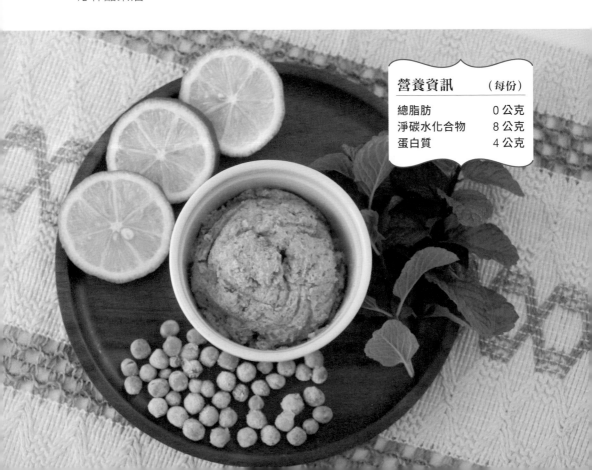

營養資訊	（每份）
總脂肪	0 公克
淨碳水化合物	8 公克
蛋白質	4 公克

青豆佐紅蔥頭

GREEN BEANS WITH CARAMELIZED SHALLOTS

10份（每份1杯）

食材

15 顆紅蔥頭

1～2 湯匙酪梨油

2 磅青豆

1 杯杏仁片

2 湯匙草飼奶油

1 茶匙鹽

½ 茶匙胡椒

營養資訊　（每份）

總脂肪	2 公克
淨碳水化合物	7 公克
蛋白質	2 公克

提示和技巧

先將青豆汆燙好備用，這樣可以確保上桌前是熟透的青豆。

製作方法

❶ 將紅蔥頭去皮切成薄片。將紅蔥頭和 1 湯匙酪梨油放入中型煎鍋，拌炒至紅蔥頭焦糖化並呈金黃色（過程可能需要 30 分鐘，如有必要，可以加入更多的油）。偶爾攪拌，但不要太頻繁；烹調紅蔥頭需要時間，如果攪拌太頻繁，焦糖化過程就不易產生，但同時也要留意以免燒焦。一旦紅蔥頭焦糖化後，將紅蔥頭取出放入碗中備用。

❷ 汆燙青豆。準備一個 8 夸脫的湯鍋，倒入足以將青豆完全浸泡的水，將水煮沸。當水在加熱時，去除青豆的頭尾端。在一個大碗中加入冰塊和冷水，以冷卻汆燙後的青豆。將青豆子放入湯鍋中煮大約 3 分鐘，然後快速取出放入冰水中以免繼續變熟。一旦豆子冷卻後，將水瀝乾靜置一旁備用。

❸ 將杏仁片放入煎鍋，以中火慢慢烘烤。目標是讓杏仁略呈棕色，以釋放油脂並增添更多的堅果味。

❹ 準備上菜前 5 分鐘，在大炒鍋或煎鍋中以中大火加熱奶油。將青豆、鹽和胡椒倒入鍋中拌炒。一旦青豆變熱，倒入焦糖紅蔥頭和杏仁片，混合均勻即可食用。

白花椰菜薄餅

YELLOW CAULIFLOWER TORTILLAS

12片玉米餅（每份2片）

食材

2 顆白花椰菜花朵部位，
蒸熟（製作大約 8 杯切碎
的花椰菜）

1 杯青蔥切碎（大約 2 束）

5 大顆放養雞蛋，打散

½ 茶匙細磨海鹽

½ 茶匙黑胡椒粉

½ 茶匙薑黃粉

¾ 茶匙黃原膠（又譯：三
仙膠）

製作方法

❶ 將烤箱預熱至 350 °F（大約 180℃）。

❷ 將花椰菜蒸熟至變軟，大約 4 至 5 分
鐘。將花椰菜和青蔥放入食物處理機中
攪拌至呈光滑狀（由於青蔥的緣故，混
合物的顏色會略帶綠色；不用擔心，一
旦加入薑黃，顏色就會變成黃色）。做
好的混合物重量大約為 32 盎司。

❸ 用粗棉布過濾混合物，瀝乾多餘的液
體。

❹ 將花椰菜混合物、雞蛋、鹽、胡椒、薑
黃和黃原膠放入中碗中混合均勻。

❺ 將 ¼ 杯麵糊倒入鋪有烘焙紙或不沾矽
膠烘焙襯墊的烤盤上。

❻ 只要烘烤一面，大約 25 分鐘。烤好
後，先靜置冷卻再從烤盤上取出。

提示和技巧

這些薄餅可以提前做好，
放入冰箱保存幾天；做好
的餅皮先分層放在烘焙紙
之間後再放入冰箱冷藏。

營養資訊	（每份）
總脂肪	1 公克
淨碳水化合物	22 公克
蛋白質	3 公克

金黃花椰菜 (V)

YELLOWED CAULIFLOWER (V)

8 ～ 12份（每份1杯）

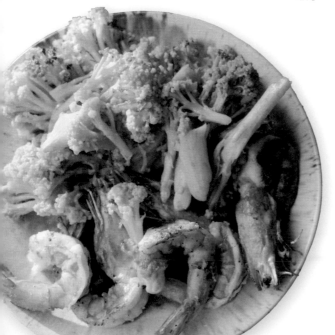

食材

2 大顆花椰菜花朵部位

1½ 茶匙薑黃粉

1 茶匙海鹽

½ 茶匙胡椒

⅓ 杯酪梨油

1 雙一次性塑膠手套（用於準備料理）

提示和技巧

剩餘的花椰菜可以冷藏後拌入沙拉中享用！

製作方法

❶ 將烤箱預熱至 350 °F（大約 180°C）。

❷ 去除花椰菜中較硬的莖，將其餘部分切成 3 英吋（約 7 公分）左右的小花。

❸ 將薑黃、鹽和胡椒粉放入小碗中混合均勻備用。

❹ 將花椰菜放入一個大的長方形烤盤。將酪梨油淋在花椰菜上攪拌均勻。（戴上手套，以免雙手變成亮黃色！）將香料撒在花椰菜上，繼續攪拌使其上色均勻。

❺ 將花椰菜放入烤箱中烘烤 45 分鐘，在烘烤過程中取出攪拌兩次，以確保烘烤均勻。

❻ 烤花椰菜可以搭配牛排、雞肉、鮭魚、蝦子——幾乎任何食物！

益菌生酮食譜

營養資訊	（每份）
總脂肪	10 公克
淨碳水化合物	3 公克
蛋白質	4 公克

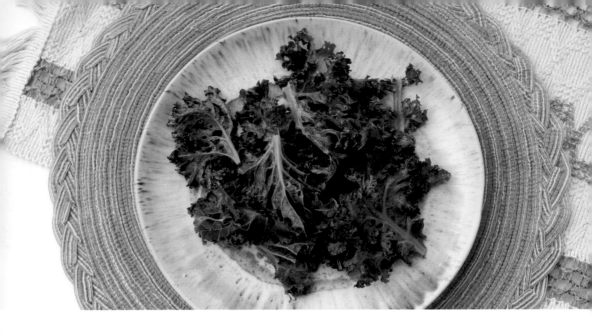

羽衣甘藍片 (V)

KALE CHIPS (V)

6份（每份10片）

食材

½ 磅捲葉羽衣甘藍

2 湯匙酪梨油

海鹽適量

如果需要，可添加其他香料，如卡宴辣椒粉或肉桂粉調味

營養資訊	（每份）
總脂肪	12 公克
淨碳水化合物	2 公克
蛋白質	1 公克

製作方法

❶ 將烤箱預熱至 425 °F（大約 220°C）。

❷ 去除羽衣甘藍堅硬的莖。清洗葉子瀝乾，然後撕成一口大小的碎片放入大碗中。

❸ 將酪梨油淋在羽衣甘藍上，然後搓揉葉子入味。

❹ 將羽衣甘藍葉均勻放在鋪有烘焙紙的烤盤上，然後放入烤箱。5 分鐘後，用抹刀將黏在一起的羽衣甘藍葉分開。

❺ 繼續烘烤羽衣甘藍約 12 分鐘，直到葉子變脆後，從烤箱中取出並撒上鹽即可。

辣味櫛瓜蘋果馬芬

SPICY ZUCCHINI APPLE MUFFINS

▶ 24個馬芬（每份1個）◀

食材

2 杯櫛瓜，攪碎

2 杯青蘋果，攪碎

6 顆帝王椰棗

1 杯堅果醬

4 顆蛋

¼ 杯融化的椰子油

3 茶匙香草精

1 杯杏仁粉

1 茶匙泡打粉

½ 茶匙小蘇打

4 茶匙肉桂粉

1 茶匙薑粉

1 茶匙現磨肉豆蔻

¾ 茶匙五香粉（allspice）

¾ 茶匙丁香粉

½ 茶匙鹽

製作方法

❶ 將烤箱預熱至 350 °F（大約 180°C）。

❷ 將櫛瓜和帶皮的蘋果攪碎，瀝出多餘的液體。

❸ 用研缽和研杵將椰棗搗碎，去除果核，或用食物處理機將其切碎，直到呈糊狀。

❹ 將堅果醬、雞蛋和椰棗糊放入大碗中混合均勻。加入櫛瓜、蘋果、椰子油和香草精，攪拌均勻。

❺ 將剩餘的食材放入另一個碗中混合均勻。

❻ 將乾混合物摻入濕混合物中，輕輕攪拌均勻。

❼ 在矽膠馬芬盤或矽膠馬芬杯上塗上少許油。如果沒有矽膠，你可以將烘焙紙放入馬芬盤中即可。每個杯子中加入大約 ¼ 杯麵糊。

❽ 將鬆餅烘烤 15 至 20 分鐘，或直到牙籤從中心拔出不沾黏為止。

營養資訊	（每份）
總脂肪	2 公克
淨碳水化合物	20 公克
蛋白質	3 公克

235

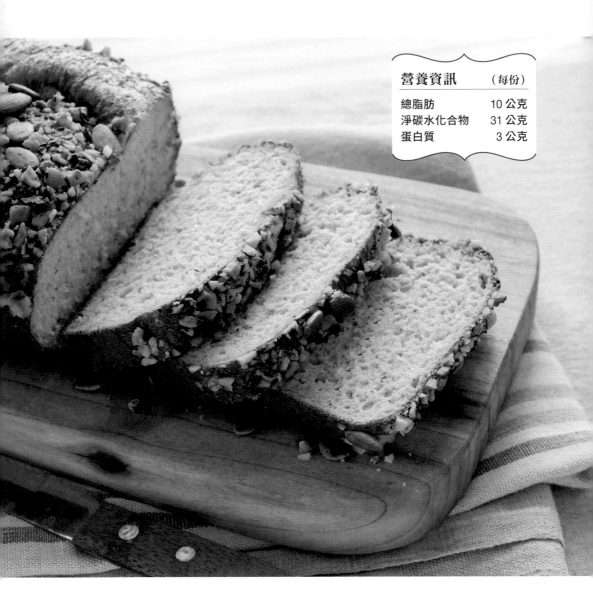

杏仁椰子麵包

ALMOND COCONUT BREAD

2條（每條15片，每份2片）

食材

2 杯杏仁粉

1½ 杯椰子粉

⅔ 杯大麻籽

½ 杯磨碎亞麻籽

½ 杯洋車前子粉

2 湯匙泡打粉

2 茶匙茴香種子粉（自選，或其他香料）

2 茶匙鹽

12 顆蛋，室溫

1 杯切達起司，磨碎

⅔ 杯融化椰子油

1½ 杯原味克菲爾奶

製作方法

❶ 將烤箱預熱至 350 °F（大約 180°C）。

❷ 將所有乾燥食材放入大碗。充分攪拌，使種籽類混合均勻。

❸ 將雞蛋放入大碗中打散，然後加入其他濕食材，直到呈光滑麵糊狀。

❹ 緩慢將乾食材加入濕食材中。（椰子油可能會結塊，但在烘烤過程中會自行溶解。）將乾濕食材混合均勻，隨後將麵糊倒入兩個鋪有烘焙紙且抹好油的土司烤盤中。

❺ 烘烤 45 到 50 分鐘，或直到牙籤插入中心取出不沾黏。

❻ 將麵包從烤箱中取出，然後將麵包取出烤盤，直接放在冷卻架上冷卻，使麵包表皮變乾；如果麵包放在烤盤內冷卻，表皮就會變得濕軟。

❼ 切片前讓麵包完全冷卻。冷卻後立即食用或放入冰箱冷藏。

237

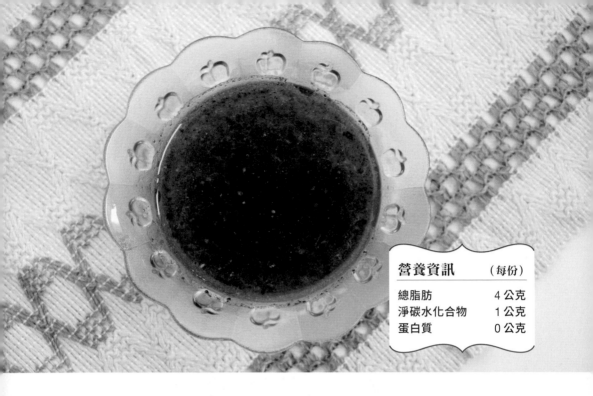

敏迪的魔法沙拉醬 (V)

MINDY'S MAGIC SALAD DRESSING (V)

> 7份（每2盎司，大約60公克）

食材

¼ 杯紅酒醋

⅔ 杯梅爾檸檬汁

梅爾檸檬碎皮適量

1 湯匙生蜂蜜

¾ 杯橄欖油

1½ 茶匙海鹽

1½ 茶匙胡椒粉

¼ 茶匙卡宴辣椒粉

製作方法

❶ 將所有食材混合在一起。

❷ 存放在冰箱冷藏。

❸ 食用前搖勻。

提示和技巧

這款沙拉醬的風味讓人彷彿一年四季都在享受夏天！在淋上醬汁前，可以在沙拉上先灑一些切碎的巴西里或羅勒。

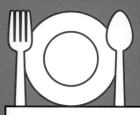

荷爾蒙飽餐食譜

（HORMONE FEASTING RECIPES）

鮭魚亞麻籽脆皮配烤南瓜和綠花椰菜沙拉

FLAXSEED-CRUSTED SALMON WITH A ROASTED SQUASH
AND BROCCOLI SALAD

4份（每份2盎司鮭魚 ½ 杯沙拉）

食材

沙拉

1 顆小胡桃南瓜，去籽、去皮並切塊

4 杯綠花椰菜花朵部位

⅓ 杯橄欖油，分次使用

海鹽

現磨胡椒粉

2 顆大檸檬，榨汁和碎皮

2 湯匙香檳或白酒醋

2 茶匙第戎芥末醬

1 把托斯卡羽衣甘藍（Tuscan kale），洗淨去梗，切碎

1 罐 14.5 盎司白腰豆罐頭，瀝乾水份

2 顆中型加拉 (Gala) 蘋果去核，切成薄片

1 顆小紅蔥頭，對切後切成薄片

¼ 杯烤南瓜籽

鮭魚

8 盎司（大約 220 公克）帶皮野生鮭魚片，表面擦乾

1 茶匙橄欖油

1 茶匙第戎芥末醬

1 瓣蒜頭磨碎

2 茶匙亞麻仁籽粉

2 枝百里香，去葉切碎

½ 茶匙海鹽

¼ 茶匙現磨黑胡椒粉

製作方法

❶ 將烤箱預熱至 400 °F（大約 200℃）。

❷ 在大烤盤上鋪上烘焙紙，然後將南瓜和綠花椰菜鋪在上面。在蔬菜上淋上 2 至 3 湯匙橄欖油，再用鹽和胡椒調味後放入烤箱。

❸ 烘烤 20 至 25 分鐘，或直至蔬菜變軟。從烤箱中取出靜置一旁冷卻。

❹ 在小烤盤上鋪上烘焙紙，將鮭魚放在烤盤上，帶皮面朝下。

❺ 將 1 茶匙橄欖油、芥末和大蒜放入小碗中攪拌，均勻刷在鮭魚表面。

❻ 將亞麻仁籽、百里香、鹽和黑胡椒粉放入小碗中混合均勻。將混合物輕壓 至鮭魚表面，讓其附著於鮭魚表面的醬料上。

❼ 將鮭魚放入烤箱中烘烤大約 10 分鐘或直到鮭魚熟透。

❽ 利用烘烤鮭魚的同時，準備製作沙拉。

❾ 將檸檬汁、檸檬碎皮、醋、芥末和剩餘的橄欖油放入小碗中攪拌均勻，然 後加入鹽和胡椒調味。

❿ 將羽衣甘藍、豆類、蘋果、紅蔥頭和南瓜籽放入大碗中，加入冷卻的烤蔬 菜。將檸檬醋汁淋在上面，攪拌均勻。

⓫ 搭配鮭魚和大量沙拉一起食用。

營養資訊	（每份）
總脂肪	27 公克
淨碳水化合物	34 公克
蛋白質	54 公克

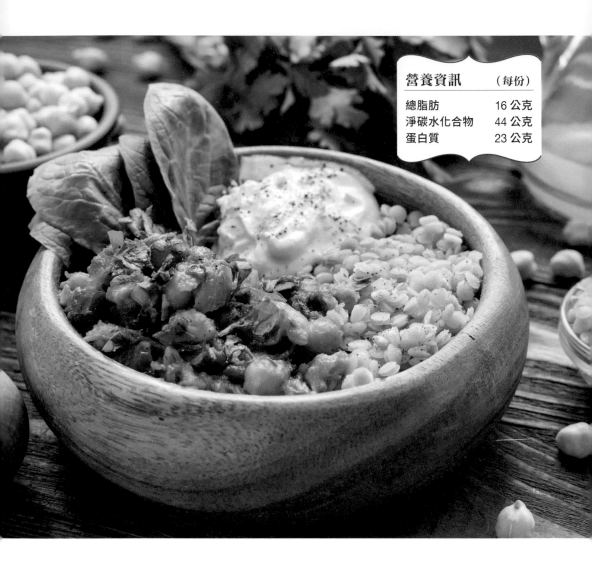

營養資訊　　　（每份）

總脂肪　　　　　16 公克
淨碳水化合物　　44 公克
蛋白質　　　　　23 公克

南瓜鷹嘴豆咖哩燉菜 (V)

PUMPKIN CHICKPEA CURRY STEW (V)

4份（每份1杯）

食材

2 湯匙橄欖油

1 顆大洋蔥，切丁

8 瓣蒜頭，切碎

1 根中型弗雷斯諾或墨西哥辣椒，去籽切碎

2 湯匙現磨生薑

1 罐 14.5 盎司南瓜泥罐頭

2 茶匙薑黃粉

1½ 茶匙海鹽

1 茶匙小茴香粉

1 茶匙芫荽粉

1 茶匙現磨黑胡椒粉

1 罐 28 盎司碎蕃茄罐頭

2～3 杯蔬菜高湯

10 盎司手指馬鈴薯
(fingerling potatoes)，切成四等分

1 罐 14.5 盎司鷹嘴豆罐頭，瀝乾水分

2 杯冷凍豌豆

1 罐 14.5 盎司全脂椰奶

4 杯菠菜

1½ 杯藜麥，根據包裝說明料理

¼ 杯原味椰奶優酪乳

1 顆萊姆，切成楔形

製作方法

❶ 用大鍋以中火加熱橄欖油。加入洋蔥拌炒 2 到 3 分鐘，或直到洋蔥呈半透明狀。加入大蒜、黑胡椒和薑，攪拌混合。再煮 2 分鐘，過程中拌炒。

❷ 加入南瓜泥、薑黃、鹽、小茴香、芫荽和黑胡椒，拌炒 3 至 5 分鐘，或散發香氣後，加入蕃茄和 2 杯蔬菜高湯。將所有東西攪拌均勻，加入馬鈴薯和鷹嘴豆，再次攪拌，如果湯汁沒有蓋過馬鈴薯和鷹嘴豆，請慢慢加入更多的高湯，直到完全覆蓋。

❸ 湯汁慢慢煮沸後，將火調小。蓋上鍋蓋，用文火悶煮 25 至 30 分鐘，或直到馬鈴薯變軟。

❹ 一旦馬鈴薯變軟，打開蓋子，加入豌豆、椰奶和菠菜。輕輕攪拌，直到菠菜變軟。嚐嚐看燉菜的味道，並根據需要加入更多的鹽和胡椒。

❺ 將一勺燉菜放在煮熟的藜麥上，旁邊放一小團優格和一塊萊姆裝飾，並且視個人需要將萊姆汁擠在燉菜上。

芝麻薑味烤雞地瓜
配茴香和醃甜菜沙拉

SESAME GINGER - ROASTED CHICKEN AND SWEET POTATO WITH A FENNEL AND PICKLED BEET SALAD

4份（每份 ½ 杯雞肉搭配 1½ 杯沙拉）

食材

雞肉和地瓜

1 湯匙烤芝麻油

2 湯匙酪梨油

¼ 杯椰子胺基調味醬油

2 湯匙現磨生薑

1 茶匙魚露（自選）

4 瓣蒜頭，切碎

1½ 茶匙海鹽

1 茶匙現磨黑胡椒粉

8 盎司雞胸肉，並且切成立方塊

1 顆大型地瓜（或 2 顆中型）去皮，切成立方塊

1 顆大洋蔥，切成 1½ 英吋（約 4 公分）楔形

1 湯匙芝麻

沙拉

¼ 杯橄欖油

3 湯匙蘋果醋

1 顆小紅蔥頭，切碎

海鹽少許

現磨黑胡椒粉

3 杯芝麻菜

2 杯嫩羽衣甘藍葉

3 顆小茴香球，去梗並切成薄片

2 杯醃漬甜菜片，切成一口大小薄片

2 杯綠花椰菜與涼拌菜絲

2 顆小型澳洲青蘋果，去籽切成薄片

2 湯匙杏仁片

營養資訊	（每份）
總脂肪	22 公克
淨碳水化合物	56 公克
蛋白質	20 公克

製作方法

❶ 將烤箱預熱至 400 °F（大約 200℃）。

❷ 在烤盤上鋪烘焙紙。

❸ 將雞肉部分的前 8 種食材放入大碗中攪拌均勻。

❹ 將切塊的雞肉、地瓜和洋蔥放入大碗，與芝麻、薑等混合物攪拌均勻。

❺ 將雞肉和蔬菜均勻鋪在烤盤上，醃料醬汁保留在碗中備用。將烤盤放入烤箱烘烤 15 分鐘。隨後，將烤盤從烤箱中暫時取出，在雞肉和蔬菜上刷上預留的醃料醬汁，並均勻撒上芝麻。再將烤盤放回烤箱，烘烤大約 20 至 25 分鐘，或直到馬鈴薯變軟。

❻ 當雞肉和蔬菜正在烘烤的同時，準備製作沙拉。

❼ 將橄欖油、醋和紅蔥頭放入小碗中攪拌。加入鹽和黑胡椒調味。

❽ 將剩餘的食材放入大碗。當你準備好上菜，將沙拉和油醋汁拌勻，再將沙拉與烤雞和地瓜一起上桌。

墨西哥辣椒黑豆釀地瓜
佐芫荽萊姆菜絲沙拉 (V)

CHIPOTLE BLACK BEAN - STUFFED SWEET POTATOES WITH
CILANTRO-LIME CABBAGE SLAW (V)

4份（每份1個地瓜搭配¾杯沙拉）

食材

地瓜

4 顆大型地瓜，洗淨後用叉
子或刀子戳孔

2 湯匙橄欖油

1 顆紅洋蔥，切丁

4 盎司天貝，壓碎

6 瓣蒜頭，切碎

1 根墨西哥風味辣椒
(chipotle pepper in adobo sauce)，
切碎

1 罐 14.5 盎司蕃茄丁罐頭

1 罐 14.5 盎司黑豆，瀝乾
水分

1 杯藜麥，洗淨

2 茶匙海鹽

1 茶匙現磨黑胡椒粉

1 茶匙小茴香粉

1 茶匙辣椒粉

½ 茶匙匈牙利紅椒粉
(paprika)

¼ 茶匙卡宴辣椒粉

涼拌菜絲沙拉

2 顆大型萊姆，榨汁

4 湯匙原味椰奶優酪乳

1 湯匙酪梨油

2 杯高麗菜絲（綠色或紅色）

½ 顆白色洋蔥，切成薄片

1 小把芫荽，去梗切碎

1 顆酪梨，去核切成立方塊

海鹽少許

現磨黑胡椒粉

2 湯匙亞麻仁籽粉

2 湯匙烤南瓜籽

營養資訊	（每份）
總脂肪	18 公克
淨碳水化合物	43 公克
蛋白質	24 公克

製作方法

① 將烤箱預熱至 425 °F（大約 220℃）。

② 在烤盤上鋪烘焙紙或鋁箔紙，然後將地瓜放在上面，烘烤大約 50 分鐘，或直到地瓜熟透。

③ 當地瓜在烘烤的同時，準備沙拉。

④ 將萊姆汁、優格和油放入小碗中混合，攪拌均勻後靜置一旁備用。

⑤ 將高麗菜、洋蔥、芫荽和酪梨放入中型或大碗中。將萊姆和椰子混合物淋在上面，攪拌均勻。加入鹽和胡椒調味，然後再次攪拌。用保鮮膜蓋住碗並放入冰箱使其入味。

⑥ 在大炒鍋中以中大火加熱 2 湯匙橄欖油。加入洋蔥拌炒 2 至 3 分鐘，直到開始呈半透明狀。

⑦ 加入碎天貝拌炒至呈金黃色。當天貝呈棕色後，加入蒜末，再拌炒一分鐘，然後加入剩餘的食材（墨西哥辣椒到卡宴辣椒粉）。

⑧ 加入 1½ 杯水，提供藜麥足夠的水分。一旦混合物開始沸騰，將火調至中小火，過程中不時攪拌。之後蓋上鍋蓋，繼續煮 15 到 20 分鐘，或直到地瓜烤熟。如果藜麥黑豆混合物在地瓜烤熟之前就開始沸騰，請將火調至最低，以保持文火慢燉。根據需要加入鹽和胡椒調味。

⑨ 當地瓜烤熟後，從中間切開以釋放蒸汽，小心不要切破底部的皮。輕輕捏住兩側，使其中心蓬鬆。

⑩ 從冰箱取出高麗菜絲，拌入亞麻仁籽和南瓜籽。

⑪ 在地瓜上撒一大匙藜麥黑豆混合物和芫荽涼拌菜絲。

鮮蝦和培根南瓜
和蒲公英沙拉

SHRIMP SCAMPI AND A WARM BACON BALSAMIC SQUASH
AND DANDELION SALAD

4份（每份 ½ 杯蝦，搭配各 ½ 杯金線瓜和橡子南瓜）

食材

南瓜

1 顆大型金線瓜，縱向對切去籽

橄欖油或酪梨油適量

1 顆大型橡子南瓜，縱向對切去籽

海鹽少許

現磨黑胡椒粉

鮮蝦

2 湯匙印度酥油

8 盎司野生蝦，去殼去腸泥

6 瓣蒜頭，切碎

1 茶匙海鹽

1 茶匙現磨黑胡椒粉

½ 茶匙紅辣椒片

2 顆檸檬榨汁和檸檬碎皮

1 杯雞高湯

6 杯菠菜

1 小把巴西里，去梗切碎

沙拉

¼ 杯特級初榨橄欖油

3 湯匙義大利香醋

1 湯匙純楓糖漿

海鹽少許

現磨黑胡椒粉

2 片厚切培根，切碎

1 顆中型紅蔥頭，切碎

4 杯蒲公英葉或其他苦味葉菜（芝麻菜、羽衣甘藍、菊苣）

1 杯布格麥 (bulgur) 或藜麥（根據包裝指示料理）

¼ 杯石榴籽

2 湯匙烤葵花籽或南瓜籽

營養資訊	（每份）
總脂肪	25 公克
淨碳水化合物	33 公克
蛋白質	47 公克

製作方法

① 將烤箱預熱至 400 °F（大約 200°C）。

② 在大烤盤上鋪上烘焙紙。

③ 在金線瓜果肉上塗上一層油，用鹽和胡椒調味，然後將果肉朝下放在烤盤上，用叉子或刀在金線瓜皮上戳幾個洞。放入烤箱烘烤 10 分鐘。

④ 當金線瓜在烘烤的同時，接著料理橡子南瓜。如果你不喜歡南瓜皮的口感，現在可以先去皮，不然也可以帶皮料理。將對半的南瓜再切成 ½ 英吋的薄片，然後每片表面塗上一層油，用鹽和胡椒調味。在金線瓜烤 10 分鐘後，從烤箱中取出，加上橡子南瓜片，然後再放回烤箱烘烤。

⑤ 經過 10 到 15 分鐘後，用鍋鏟翻轉橡子南瓜片，繼續烤 10 到 15 分鐘，直到兩種南瓜都變軟。完成後，從烤箱中取出，將金線瓜正面朝上，以釋放更多蒸汽，然後靜置一旁備用。

⑥ 料理鮮蝦（在等待南瓜完成時或完成後皆可）。

⑦ 在大平底鍋中以中大火加熱酥油。待酥油融化後，加入蝦子和大蒜，用鹽、胡椒和紅辣椒片調味。過程中偶爾攪拌，直到蝦子呈粉紅色不透明狀。

⑧ 加入檸檬汁、檸檬碎皮和高湯，等湯汁開始沸騰轉小火。燜煮至湯液收汁一半後，加入菠菜攪拌。

⑨ 當菠菜煮軟後關火，輕輕將煮熟的金線瓜果肉舀入混合物中。南瓜的果肉應該像偽麵條一樣分散開。將混合物攪拌均勻，並適情況加鹽調味。接下來準備製作沙拉。

⑩ 在小碗中將油、醋和楓糖漿混合均勻，用鹽和胡椒調味後靜置一旁備用。

⑪ 用中大火加熱大平底鍋，將切碎的培根放入鍋中，偶爾拌炒一下培根，讓培根均勻受熱。當大部分的培根逼出油脂且邊緣開始變脆後，加入紅蔥頭，再拌炒 1 到 2 分鐘，或直到紅蔥頭呈半透明狀。

⑫ 關火，加入蒲公英葉。一旦蔬菜變軟，將炒好的食材放入大碗。加入準備好的小麥、烤橡子南瓜、石榴籽和葵花籽拌勻，然後淋上香醋。

⑬ 將蝦子裝盤，放上切碎的巴西里，旁邊則放上豐盛的沙拉。

豬排、炒茴香、韭蔥
配羽衣甘藍和烤馬鈴薯

GHEE-BASTED PORK CHOPS, SAUTÉED FENNEL,
AND LEEKS WITH KALE AND ROASTED POTATOES

▶ 4份（每份1片豬排和 ½ 杯蔬菜）◀

食材

馬鈴薯

1 磅手指馬鈴薯（或小馬鈴薯）洗淨對切

2 顆中型蕪菁，洗淨切成立方塊（與對切馬鈴薯差不多大小）

3 湯匙印度酥油，融化

2 瓣蒜頭，磨碎

2 枝迷迭香，去葉切碎

1½ 茶匙海鹽

1 茶匙現磨黑胡椒粉

茴香、韭蔥和羽衣甘藍

3 湯匙酪梨油

2 根韭蔥洗淨去根去深綠色頂部葉，留下白色和淡綠色部分切片

1 顆檸檬，切成薄片，去籽

3 顆大型茴香球莖，去梗後切成薄片

1 茶匙海鹽

1 茶匙現磨黑胡椒粉

½ ～ 1 茶匙紅辣椒片（½ 茶匙微辣；1 茶匙中辣）

4 杯羽衣甘藍

1 罐 14.5 盎司白腰豆罐頭，瀝乾水分

豬肉

4 塊厚切帶骨豬排（8 至 10 盎司），表面拍乾

海鹽少許

現磨黑胡椒粉少許

2 枝新鮮百里香，去葉並切碎

1 湯匙印度酥油，分次使用

¾ 杯雞高湯

營養資訊	（每份）
總脂肪	17 公克
淨碳水化合物	55 公克
蛋白質	26 公克

製作方法

❶ 將烤箱預熱至 400 °F（大約 200℃）。

❷ 在烤盤上鋪上烘焙紙，將馬鈴薯和蕪菁放入大碗，拌入酥油、大蒜、迷迭香、鹽和胡椒。一旦所有食材均勻沾上調味料後，將馬鈴薯和蕪菁混合物平均鋪在烤盤上。放入烤箱烘烤 25 至 30 分鐘，或直到蔬菜變軟。

❸ 當馬鈴薯烘烤的同時，準備其他蔬菜。

❹ 在大平底鍋中，以中大火加熱酪梨油。加入韭蔥拌炒 3 到 4 分鐘，或直到韭蔥開始變軟。加入檸檬片，繼續拌炒幾分鐘。一旦韭蔥呈透明狀，檸檬邊緣開始呈金黃色後，加入茴香，用鹽、胡椒和紅辣椒片調味。

❺ 待茴香開始縮小變軟後，加入羽衣甘藍和豆類，繼續煮 3 到 4 分鐘，或直到羽衣甘藍變軟，豆子熟透。嚐一下味道，視需要添加更多的鹽，然後關火。用另一個平底鍋以中大火加熱。在鍋子加熱的同時，用鹽、胡椒和切碎的百里香調味豬排。一旦鍋子變熱後，倒入一半的酥油融化，隨後放入豬排煎 5 分鐘，過程中不要翻動，之後再翻面煎 5 分鐘。

❻ 當豬排的第二面完成封煎後，倒入剩餘的酥油。使用勺子或耐熱塗抹刷，讓豬排和酥油醬汁可以融合入味，繼續烹煮大約 5 分鐘，然後取出豬排靜置至少 10 分鐘。

❼ 將雞湯倒入熱鍋中，用打蛋器將鍋底上美味的焦汁刮起來（豬排留下的焦渣）。一旦高湯開始沸騰後，轉為中火慢慢煮沸，直到收汁一半以上。試味道，並看情況添加更多的鹽。

❽ 將豬排切片，搭配一大匙馬鈴薯、炒蔬菜，上桌前淋一匙醬汁即可食用。

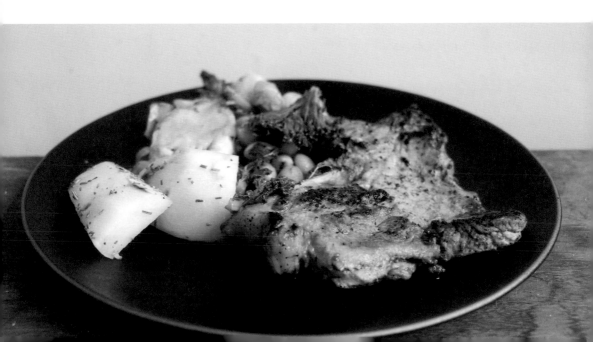

鷹嘴豆煎餅
配炒豆類和蔬菜佐檸檬芝麻醬 (v)

CHICKPEA PANCAKES WITH SAUTÉED BEANS AND GREENS WITH A LEMON TAHINI DRESSING (V)

4份（每份2片煎餅）

食材

煎餅

4 杯鷹嘴豆粉（besan）

⅓ 杯狀營養酵母

2 茶匙海鹽

1 茶匙現磨黑胡椒粉

1 茶匙薑黃粉

1 茶匙小茴香粉

½ 茶匙芫荽粉

½ 茶匙卡宴辣椒

2½ 杯水

酪梨油

芝麻醬

⅓ 杯芝麻醬

1 顆大型檸檬，榨汁和檸檬皮

1 瓣蒜頭，磨碎

海鹽少許

現磨黑胡椒粉少許

豆類和蔬菜

3 湯匙酪梨油，分次使用

1 罐 14.5 盎司鷹嘴豆罐頭，瀝乾水分

½ 茶匙海鹽

½ 茶匙現磨黑胡椒粉

½ 茶匙匈牙利紅椒粉

½ 茶匙小茴香粉

¼ 茶匙紅辣椒碎片

3 瓣蒜頭，磨碎

6 杯切碎羽衣甘藍

上層裝飾

1 杯醃漬紅洋蔥

2 湯匙烤芝麻

2 湯匙烤南瓜籽

2 湯匙亞麻仁籽

製作方法

❶ 將煎餅所有的食材（除了油）放入大碗中，攪拌至麵糊呈光滑狀後，靜置一旁備用。

❷ 將芝麻醬所有的食材放入小碗中混合後，慢慢加入一些水，同時攪拌直到調味料達到你喜歡的濃稠度，隨後用鹽和胡椒調味後放在一旁備用。

❸ 將 1½ 湯匙酪梨油放入大平底鍋，以中大火加熱。加入鷹嘴豆、鹽、黑胡椒、辣椒粉、小茴香和紅辣椒拌炒，直到鷹嘴豆呈金黃色且變酥脆後，將它們從鍋中取出，靜置一旁備用。

❹ 將剩餘的 1½ 湯匙酪梨油放入炒鷹嘴豆的鍋子，以中大火加熱。放入大蒜和羽衣甘藍拌炒，用鹽和胡椒調味，直到羽衣甘藍變軟後關火，靜置一旁備用。

❺ 用中火加熱小型或中型不沾鍋，加入足夠的油潤滑鍋底（少於 1 湯匙）。

❻ 快速攪拌一下靜置的麵糊，然後舀出足夠的麵糊，大約覆蓋整個鍋底（約 ½ 杯）。將煎餅煎至開始出現氣泡，約 1 至 2 分鐘，然後用鍋鏟輕輕翻面再煎 2 分鐘，或直至完全熟透並呈金黃色。將煎好的煎餅取出靜置一旁。重複此過程，直到用完所有的麵糊。

❼ 將煎餅放在盤子上，上層加上羽衣甘藍和酥脆鷹嘴豆，淋上芝麻醬汁，上桌前以醃漬洋蔥、芝麻、南瓜籽和亞麻仁籽裝飾即可。

營養資訊	（每份）
總脂肪	24.5 公克
淨碳水化合物	69 公克
蛋白質	33 公克

香草牛排
配馬鈴薯泥和綜合烤蔬菜

HERBY STEAKS WITH MASHED POTATOES
AND ROASTED VEGGIE MEDLEY

4份（每份2盎司牛排，搭配 ½ 杯蔬菜）

食材

牛排

10 盎司帶骨肋眼牛排

海鹽少許

2 茶匙酪梨油

現磨黑胡椒粉少許

1 湯匙印度酥油

1 瓣蒜頭，搗碎

1 枝新鮮百里香

1 枝新鮮奧勒岡

烤蔬菜

¼ 杯酪梨油

4 杯綠花椰菜小花部位

4 杯白花椰菜小花部位

4 杯抱子甘藍，去梗對切

1½ 茶匙海鹽

1 茶匙大蒜粉

1 茶匙現磨黑胡椒粉

馬鈴薯泥

1 磅育空黃金馬鈴薯，去皮切塊

海鹽

3 湯匙印度酥油

½ 茶匙白胡椒粉（自選）

現磨黑胡椒粉少許

營養資訊	（每份）
總脂肪	29 公克
淨碳水化合物	27 公克
蛋白質	48 公克

製作方法

① 將烤箱預熱至 400 °F（大約 200°C）。

② 在大烤盤上鋪上烘焙紙。

③ 將牛排從冰箱取出，用鹽調味後，將其放置一旁以恢復至常溫。

④ 將烤蔬菜的所有食材放入大碗中混合，攪拌均勻與油融合後，將蔬菜鋪在烤盤上，放入烤箱烘烤 25 至 30 分鐘，或直到蔬菜變軟。將馬鈴薯放入大鍋中，加水蓋過馬鈴薯，加入足夠的鹽，直到嚐起來像海水的鹹味。用大火煮沸直至馬鈴薯變軟，然後取出瀝乾備用。

⑤ 將瀝乾的馬鈴薯放回鍋中。加入酥油、白胡椒（自選）和黑胡椒調味後，搗碎至所需的口感。馬鈴薯在水煮的過程應該已經帶有鹹味，但為了確保風味，可以先試試看味道，並根據需要添加更多的鹽。

⑥ 當馬鈴薯料理好、烤蔬菜將近完成後，接下來可以準備料理牛排。

⑦ 在中型鑄鐵煎鍋中以大火加熱油，然後用一些胡椒粉調味靜置的牛排。

⑧ 一旦鑄鐵鍋變熱，油面出現油紋後，放入牛排。封煎牛排時不要動它，直到底部開始形成一層外皮，大約 4 到 5 分鐘。將牛排翻面，加入酥油、大蒜和香草。

⑨ 使用湯匙或耐熱刷，在牛排上連續刷上大蒜香草酥油，繼續煎 4 到 5 分鐘，達到五分熟，或達到你喜歡的熟度。

⑩ 牛排烤好後，關火靜置 10 分鐘，然後切片並與肉汁一起食用，並搭配大量的馬鈴薯泥和烤蔬菜。

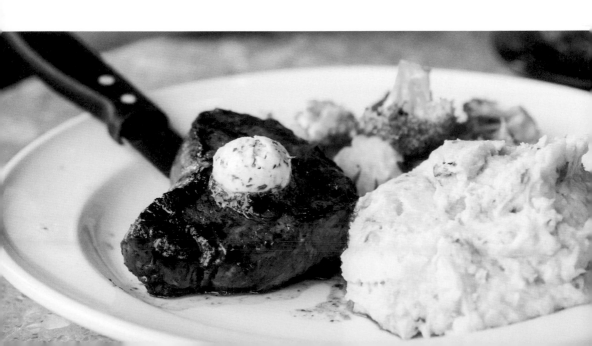

種籽脆皮花椰菜排
佐芝麻菜阿根廷青醬與地瓜條 (v)

SEED-CRUSTED CAULIFLOWER STEAKS WITH ARUGULA
CHIMICHURRI - DRESSED BEANS AND SWEET POTATO FRIES (v)

4 份（每份 1 片花椰菜和 ½ 杯青豆與 ½ 杯地瓜條）

食材

阿根廷青醬 (Chimichurri) 和鷹嘴豆

2 瓣蒜頭，搗碎

1 根小紅蔥頭，去皮，大致切碎

½ 茶匙紅辣椒碎片

3 杯芝麻菜

1 杯巴西里

½ 杯橄欖油

⅓ 杯紅酒醋

海鹽少許

現磨黑胡椒粉少許

1 罐 14.5 盎司鷹嘴豆罐頭，瀝乾水分（* 保留罐頭的水份備用）

炸地瓜條

1 磅地瓜，去皮，切成均勻 ¼ 英吋粗火柴棒長條狀

2 湯匙酪梨油

2 茶匙純楓糖漿

1 茶匙玉米澱粉

1 茶匙海鹽

1 茶匙匈牙利紅椒粉

¼ 茶匙卡宴辣椒粉

現磨黑胡椒粉少許

白花椰菜

⅓ 杯狀營養酵母

¼ 杯大麻籽

¼ 杯南瓜籽

¼ 杯亞麻仁籽粉

1 湯匙奇亞籽

2 茶匙海鹽（如果種籽類已含鹽，則只需要 1 茶匙即可）

1 茶匙現磨黑胡椒粉

1 茶匙大蒜粉

1 茶匙洋蔥粉

* 保留罐裝鷹嘴豆液 (aquafaba)

1 顆大白花椰菜頭（或 2 個中型白花椰菜），去葉去梗，切成 4 塊 1½ 英吋厚的「蔬菜排」

2 湯匙酪梨油

營養資訊	（每份）
總脂肪	40 公克
淨碳水化合物	64 公克
蛋白質	24 公克

製作方法

① 將烤箱預熱至 425 °F（大約 220°C）。

② 準備兩個烤盤，上面鋪上烘焙紙。

③ 首先，準備阿根廷青醬鷹嘴豆。

④ 將前 5 種食材放入食物處理機中，直到大蒜、紅蔥頭、蔬菜完全攪碎後，加入橄欖油和醋，再攪拌幾次，使醬汁完全融合。用鹽和胡椒調味。

⑤ 將鷹嘴豆和阿根廷青醬放入大碗，攪拌直到豆子與醬混合均勻，然後靜置一旁使其入味，並開始準備其他食材。你可以選擇放在室溫下，如果你喜歡冷鷹嘴豆，你可以放入冰箱冷藏。

⑥ 現在，準備地瓜條。

⑦ 將地瓜與油和糖漿放入大碗中攪拌，讓地瓜與油和糖漿完全融合。將玉米澱粉、鹽、紅椒粉、辣椒粉和黑胡椒粉放入小碗。將玉米澱粉混合物撒在地瓜上，再次拌勻，使玉米澱粉完全包覆地瓜條。

⑧ 將地瓜條均勻鋪在一個準備好的烤盤上，放入烤箱烘烤 10 到 15 分鐘，然後用鍋鏟將地瓜條翻面，再烘烤 10 到 15 分鐘，或直到地瓜條開始變脆，邊緣呈金黃色。

⑨ 在地瓜條烘烤的同時，準備花椰菜。

⑩ 將白花椰菜的前 9 種食材放入乾淨的食物處理機，攪拌至種子形成濃稠的沙質質地。將種籽混合物取出，均勻平鋪一層在 1 個小烤盤（或派盤）。

⑪ 將預留的 aquafaba（鷹嘴豆液）放入大淺碗（或派盤），然後將裝有鷹嘴豆液體的碗、種籽混合物的小烤盤和第二個鋪好烘焙紙的烤盤按順序排在料理檯上。

⑫ 準備將花椰菜排裹粉。輕輕取出一塊花椰菜排，將其完全浸入鷹嘴豆液，確保表面均勻沾滿鷹嘴豆液，然後將菜排移到種籽混合物中，輕輕翻轉並用手輕壓，使種籽完全包覆菜排表面。然後將其放在烤盤上。重複此過程，直到所有菜排都完成裹粉。

⑬ 輕輕在菜排表面刷上油，然後放入烤箱烘烤 15 分鐘，之後用鍋鏟翻面，再烤 10 至 15 分鐘，或直到花椰菜排變軟且表皮呈金黃色。

⑭ 如果地瓜條已經冷掉，可以在花椰菜排烤好前最後幾分鐘，將地瓜條再放入烤箱加熱。

⑮ 將花椰菜排配上一匙阿根廷青醬鷹嘴豆和一份地瓜條一起享用。

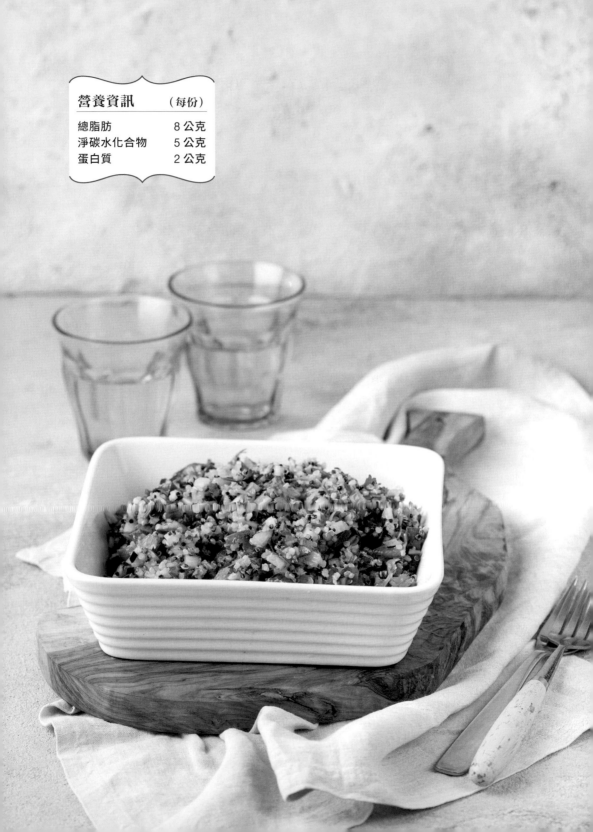

營養資訊 （每份）

總脂肪	8 公克
淨碳水化合物	5 公克
蛋白質	2 公克

藜麥塔布利沙拉

QUINOA TABOULI

▸ 6杯（12份，每份 ½ 杯）◂

食材

- ½ 杯藜麥
- 3 湯匙檸檬汁
- 2 湯匙蘋果醋
- 1 湯匙橄欖油
- ½ 茶匙海鹽
- ½ 茶匙胡椒粉
- 1 茶匙普羅旺斯綜合香料
- 1 杯菠菜，切碎
- 1 杯櫻桃蕃茄，切成四等份
- 1 杯碎菲達（Feta）起司
- 1 杯紅甜椒，切丁

製作方法

① 按照包裝上的說明料理藜麥。將煮好的藜麥翻鬆一下後放入大碗，靜置一旁冷卻。

② 在煮藜麥的同時，用檸檬汁、蘋果醋、橄欖油、海鹽、胡椒和香料製作沙拉醬，攪拌均勻後靜置一旁。

③ 準備沙拉的其他食材：將菠菜、蕃茄、菲達起司切碎，甜椒切丁。

④ 藜麥冷卻後，再次用叉子翻鬆。加入所有其他食材混合均勻，然後輕輕拌入沙拉醬。

⑤ 在室溫下食用或冷藏幾個小時或隔夜。

提示和技巧

在料理藜麥前，不要忽略沖洗藜麥的步驟；這樣可以使藜麥顆粒分明，預防結塊。這份食譜隔天食用風味更佳，所以如果你計畫聚會並且需要提前準備一些食材，這個沙拉是一個很好的選擇！

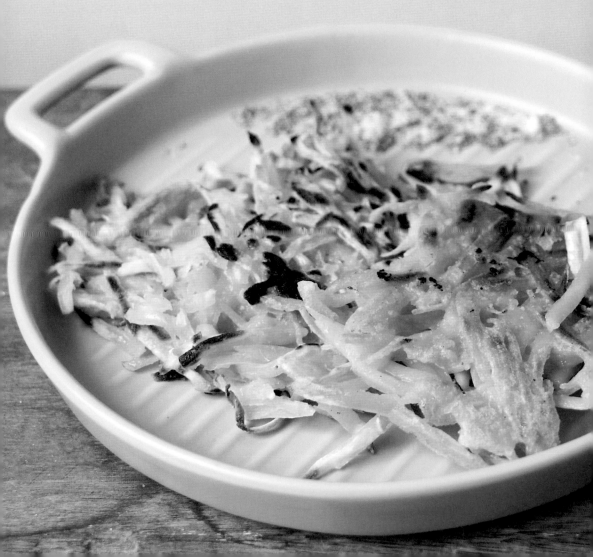

地瓜煎餅

SWEET POTATO HASH BROWNS

3杯（12份，每份¼杯）

食材

3 杯地瓜絲

1 湯匙鹽（適量調味）

1 湯匙胡椒（適量調味）

1 茶匙肉豆蔻粉

1 茶匙五香粉 (allspice)

草飼奶油少許

製作方法

❶ 用刨絲器或食物處理機將地瓜切碎。（為了節省時間，你可以提前把地瓜切絲，放在冰箱裡可以保存幾天。）

❷ 將鹽、胡椒、肉荳蔻和五香粉放入中等大小的碗中，直到均勻混合。

❸ 在煎鍋中以中火將奶油融化。在鍋中放入幾個 ¼ 杯大小的圓形地瓜絲，每面煮 4 到 5 分鐘，直至熟透。目標為外酥內軟。

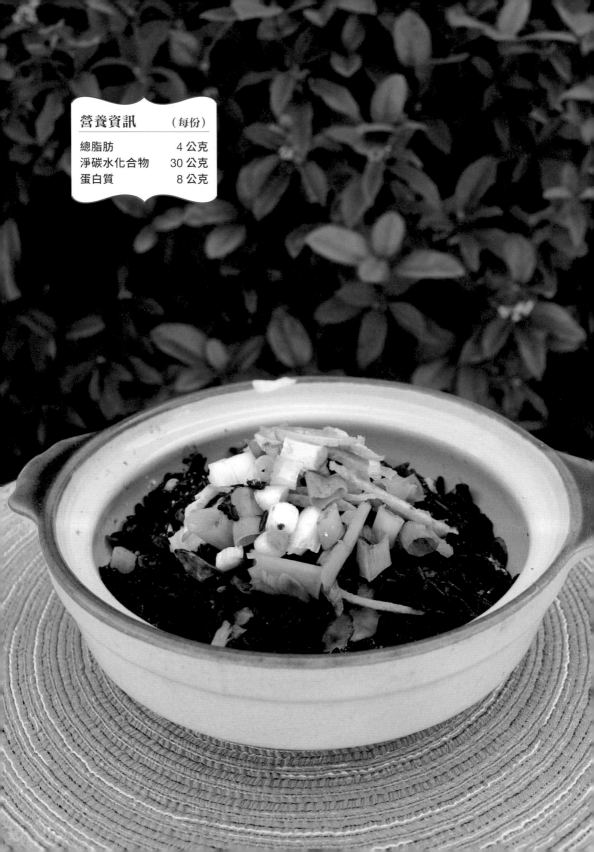

營養資訊　　（每份）

總脂肪	4 公克
淨碳水化合物	30 公克
蛋白質	8 公克

橙香黑米飯或野生米飯

BLACK AND ORANGE RICE

7杯（14份，每份½杯）

食材

2 杯黑米或野生米混合

1¾ 杯大骨湯

4 湯匙奶油

1 杯青蔥，切成薄片（僅限白色和淺綠色部分）

1 杯生杏仁，切成薄片

2 顆中型柳橙碎皮

6 湯匙鮮榨柳橙汁

1 茶匙胡椒粉

少許海鹽調味

製作方法

1. 按照包裝上的說明料理野生米。（通常每 1 杯米加入 2 杯液體，再加上奶油，將混合物快速煮沸後，繼續用小火燜煮 45 分鐘。）偶爾檢查一下米飯，確保湯汁已均勻吸收。

2. 在煮飯的同時，準備好其他食材（柳橙碎皮、果汁、青蔥和杏仁），先靜置一旁備用。

3. 米飯煮好後，混入所有其他食材即可食用。

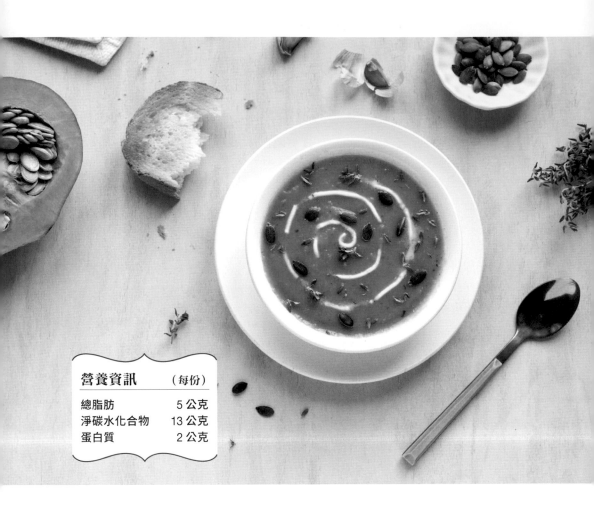

提示和技巧

不要使用過大的烤盤，將蔬菜密集排列，這樣才能均勻受熱，而且小塊的蔬菜也不會因為過熱而燒焦。在使用攪拌機或食物處理機攪拌熱食時要小心；要慢慢打開蓋子以避免食材突然噴出。

胡桃南瓜湯

ROASTED BUTTERNUT SQUASH SOUP

6份（每份1杯）

食材

1 杯胡桃南瓜，切成塊並烘烤

½ 顆洋蔥，切成四等分並烘烤

½ 杯栗子，去皮對切

2 瓣蒜頭，搗碎

3 湯匙榛果油

2½ 杯大骨湯

1 湯匙蘋果醋

¼ 茶匙薑粉

¼ 茶匙普羅旺斯綜合香料

⅛ 茶匙肉桂粉

¼ 茶匙鹽

⅛ 茶匙胡椒

少許卡宴辣椒粉

自選裝飾

1 湯匙鮮奶油，淋在每份湯上

1 湯匙新鮮百里香，切碎後撒在每份湯上

製作方法

❶ 將烤箱預熱至 350 ℉（大約 180℃）。

❷ 將胡桃南瓜去籽、去皮、切塊，然後放入烤盤。將洋蔥切成四大塊楔形，加入胡桃南瓜塊中，拌入栗子和搗碎的蒜瓣。將混合物與榛果油拌勻，加入蘋果醋、生薑、普羅旺斯香料、肉桂、黑胡椒和辣椒粉。烘烤 45 分鐘或直到蔬菜變軟並呈金黃色。

❸ 在烤蔬菜的同時，備好其他食材的分量。當蔬菜烤好後，靜置冷卻一下，這樣接下來比較容易料理。

❹ 待蔬菜冷卻後，將它們放入食物處理機或強力攪拌機。一次加入 ½ 杯大骨湯攪拌，繼續加入大骨湯，直到湯達到所需的濃稠度。

❺ 將湯轉移到一個大平底鍋中煮沸，並根據需要搭配自選裝飾即可食用。

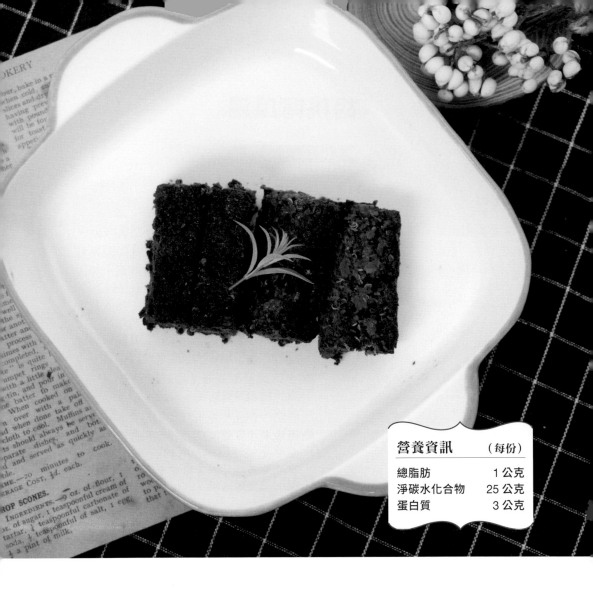

提示和技巧

這將是你吃過最濕潤的無麩質蛋糕！最終的成品會讓你誤以為蛋糕裡有布丁。不要過度攪拌麵糊；在烘烤好的蛋糕成品中，藜麥將賦予其獨特略帶鬆脆的口感，並有助於保持蛋糕的濕潤度。

可可藜麥蛋糕

CACAO QUINOA CAKE

8份（每份一片，一個蛋糕切成8片）

食材

⅔ 杯藜麥

⅓ 杯杏仁奶

1⅓ 杯蘋果醬

¾ 杯椰子油

2 茶匙香草精

¼ 杯蜂蜜

2 顆蛋

⅓ 杯椰糖

1 杯生可可粉

1½ 茶匙泡打粉

½ 茶匙小蘇打

½ 茶匙海鹽

製作方法

❶ 依照包裝上的說明料理藜麥。（一般的做法是將藜麥洗淨，加入 1⅓ 杯水煮沸後，轉小火，燜煮 10 分鐘，靜置 10 分鐘，最後再冷卻 15 分鐘。）

❷ 在煮藜麥的同時，將所有其他食材分量備好，準備一個 8 英吋（大約 20 公分）方形玻璃烤盤，底部抹上椰子油和鋪上抹油的烘焙紙。靜置一旁備用。

❸ 當藜麥冷卻後，將烤箱預熱至 350 °F（大約 180°C）。

❹ 在食物處理機或強力攪拌機中，分 3 個階段進行瞬間攪拌：首先，將杏仁奶、蘋果醬、椰子油、香草精和蜂蜜混合。然後加入煮熟的藜麥、雞蛋和椰糖。最後，加入可可粉、泡打粉、小蘇打粉和鹽。

❺ 將混合物轉移到烤盤中，烘烤 1 小時 25 分鐘，或直到用牙籤插入蛋糕中心，取出時不沾黏。

白腰豆羽衣甘藍湯（v）

WHITE BEAN AND KALE SOUP (v)

4份（每份1½杯）

食材

2 湯匙酪梨油

1 顆大洋蔥，切丁

4 瓣蒜頭，切碎

2 根芹菜莖，切碎

2 根中型胡蘿蔔，去除皮
並且切碎

2 枝百里香，去葉切碎

3 枝新鮮奧勒岡，去除葉
子並切碎

1½ 茶匙海鹽

1 茶匙現磨黑胡椒粉

1 茶匙紅辣椒碎片

5 杯蔬菜高湯

2 罐 14.5 盎司白腰豆罐
頭，沖洗並瀝乾水分

6 杯切碎的羽衣甘藍

1 顆大檸檬，切成楔形

製作方法

❶ 在大鍋倒入油以中大火加熱。加入洋蔥
拌炒約 2 分鐘，或直到洋蔥呈半透明
狀。之後加入接下來的 8 種食材（蒜
頭到紅辣椒片）拌炒。

❷ 再煮 3 分鐘，過程中不時拌炒，然後
倒入高湯和白腰豆，攪拌均勻，然後用
中大火煮，直到混合物開始沸騰。

❸ 轉小火，嚐一下味道，並根據需要添加
更多的鹽，然後蓋上鍋蓋，小火燜煮
20 到 25 分鐘，讓白腰豆入味。

❹ 在烹調的最後 5 分鐘將羽衣甘藍加入
湯中，攪拌均勻。

❺ 食用前，先擠一片檸檬汁在湯上增添風
味。

營養資訊	（每份）
總脂肪	10 公克
淨碳水化合物	48 公克
蛋白質	25 公克

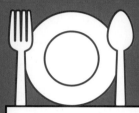

復食食譜
（BREAK YOUR FAST RECIPES）

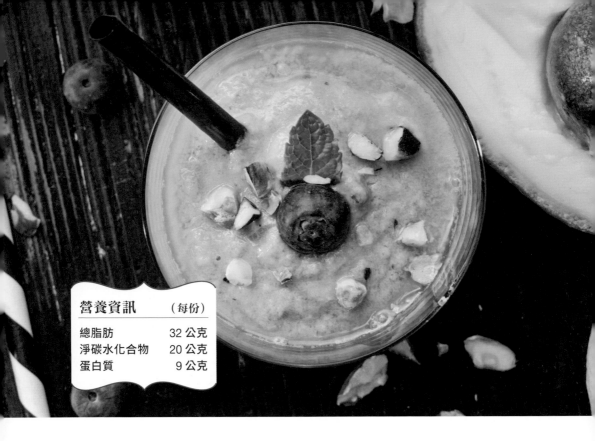

酪梨藍莓果昔 (V)

AVOCADO BLUEBERRY SMOOTHIE (V)

▶ 4份（每份12盎司）◀

食材

4 杯無糖杏仁奶

2 顆酪梨，去核去皮

4 杯小菠菜

2 杯冷凍藍莓

1 杯冷凍香蕉

¼ 杯亞麻仁籽

製作方法

將所有食材放入大型攪拌機中混合，攪拌至完全呈光滑狀即可食用。

提示和技巧

如果你的攪拌機容量太小無法容納 4 份，你可以分 2 次製作。

巧克力奇亞籽脂肪炸彈 (V)

CHOCOLATEY CHIA FAT BOMBS (V)

4份（每份2顆脂肪炸彈）

食材

⅔ 杯杏仁

¼ 杯杏仁醬

1 湯匙椰子油

1 去核椰棗

1 茶匙純香草精

¼ 杯無糖椰絲

2 湯匙南瓜籽

2 湯匙奇亞籽

1 湯匙可可粉

2 茶匙可可粒

½ 茶匙海鹽

製作方法

❶ 將所有食材放入食物處理機中，使用瞬間加速攪拌，直至所有堅果和種籽打碎混合均勻。然後繼續攪拌，直到混合物呈光滑狀，釋出天然油脂並黏著在一起。

❷ 將混合物塑形成 8 個球形脂肪炸彈。食用前將脂肪炸彈放入冰箱冷藏至少 30 分鐘使其凝固。

❸ 裝入密封容器或密封袋後放入冰箱（或冷凍庫，以便長期保存）。

營養資訊	（每份）
總脂肪	29 公克
淨碳水化合物	7 公克
蛋白質	8.1 公克

酪梨配煙燻鮭魚佐綜合調味料

AVOCADO AND SMOKED SALMON WITH PPP
"EVERYTHING BAGEL" SEASONING

4份（每份 ½ 顆酪梨和 3 盎司鮭魚）

食材

2 顆大酪梨，去核去皮

12 盎司野生煙燻鮭魚

1 顆小檸檬，切 4 塊楔形

4 湯匙 PPP "Everything
Bagel" Seasoning 綜合調
味料（食譜如下）

製作方法

將酪梨和鮭魚分成 4 等份放在盤子上（每
盤 ½ 顆酪梨和大約 3 盎司鮭魚）。在每份
酪梨上擠一片檸檬，然後在酪梨和鮭魚上
撒上一湯匙綜合調味料即可食用。

PPP "Everything Bagel" Seasoning 綜合調味料

大約 ½ 杯

食材

2 湯匙烤芝麻

1 湯匙乾蒜末

1 湯匙乾洋蔥末

1 湯匙亞麻籽

1 湯匙大麻籽

2 茶匙奇亞籽

2 茶匙片狀海鹽（如果是
普通細海鹽 1 茶匙即可）

製作方法

1 將所有食材混合並存放在密封小容器
中，置於陰涼置物櫃中保存。

2 使用前快速搖晃或攪拌混合物，使調味
料成分均勻分布。

營養資訊	（每份）
總脂肪	0 公克
總碳水化合物	1 公克
蛋白質	0 公克

綜合堅果椰子脂肪炸彈 (V)

MIXED-NUT COCONUT FAT BOMBS (V)

4份（每份2份脂肪炸彈）

食材

⅓ 杯胡桃

⅓ 杯榛果

¼ 杯杏仁醬

1 湯匙椰子油

1 顆去核椰棗

1 茶匙純香草精

1 湯匙亞麻仁籽

1 湯匙大麻籽

1 湯匙奇亞籽

½ 茶匙肉桂粉

½ 茶匙小豆蔻粉

½ 茶匙鹽

½ 杯無糖椰絲

製作方法

❶ 除了椰絲之外，先將所有食材放入食物處理機中，使用瞬間加速攪拌，直至所有堅果和種籽打碎混合均勻。然後繼續攪拌，直到混合物呈光滑狀，釋出天然油脂。

❷ 將椰絲均勻撒在一個大盤子上。將混合物塑形成 8 個球形脂肪炸彈，並將每顆球形脂肪裹上椰絲，食用前，先放入冰箱冷藏至少 30 分鐘使其凝固。

❸ 裝入密封容器或密封袋後放入冰箱（或冷凍庫，以便長期保存）。

營養資訊	（每份）
總脂肪	32 公克
淨碳水化合物	6 公克
蛋白質	6 公克

椰子咖哩鷹嘴豆泥 (V)

SPICED COCONUT CURRY HUMMUS (V)

3½杯（28份，每份2湯匙）

食材

6 杯鷹嘴豆，瀝乾

2 瓣蒜頭

2 湯匙椰子甘露（coconut manna）

2 湯匙芝麻醬

¼ 杯萊姆汁

4 湯匙水

1 茶匙大蒜粉

8 茶匙黃咖哩粉

½ 茶匙薑黃粉

4 茶匙蜂蜜

⅓ 杯橄欖油

海鹽和胡椒粉適量調味

2 湯匙無糖椰絲

½ 杯墨西哥辣椒，切成細丁

製作方法

❶ 除椰絲和墨西哥辣椒外，將所有食材放入強力攪拌機中混合均勻。如果混合物太濃稠，請添加一些水和／或橄欖油。

❷ 當豆泥達到所需的濃稠度後，用湯匙舀入椰絲和墨西哥辣椒丁。

營養資訊 （每份）

總脂肪	3 公克
淨碳水化合物	3 公克
蛋白質	1 公克

提示和技巧

這份鷹嘴豆泥又辣又甜，味道很濃厚。很適合搭配種籽類餅乾和生菜，如豆薯、甜椒和胡蘿蔔。

泡菜煎蛋

FRIED EGGS WITH KIMCHI

4 份（每份 2 顆蛋）

食材

3 湯匙酪梨油

8 顆蛋

海鹽

2 杯泡菜，切碎

拉差辣椒醬（自選）

製作方法

❶ 在大型不沾鍋中倒入油以中大火加熱。一旦油面出現油紋，將雞蛋一一打入鍋中，加入少許鹽調味。

❷ 當蛋白開始凝固，將泡菜均勻加入鍋中，盡量避免將泡菜放在蛋黃上，以免蛋黃破裂。

❸ 煎至蛋白完全凝固在泡菜周圍，蛋黃煎至你喜歡的熟度，大約需要 3 至 4 分鐘，蛋黃就會呈半熟狀態。如果你喜歡，你可以淋上一些拉差辣椒醬增添風味。

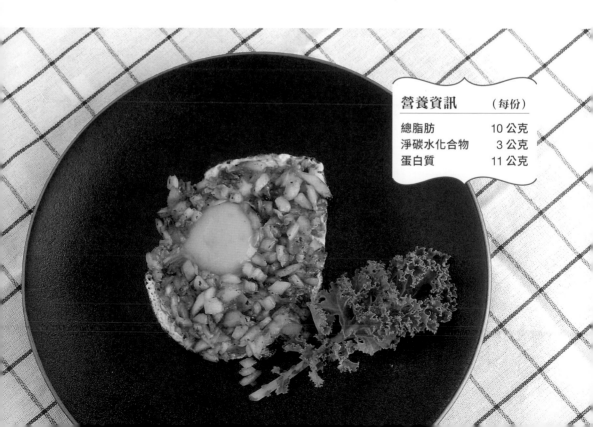

營養資訊	（每份）
總脂肪	10 公克
淨碳水化合物	3 公克
蛋白質	11 公克

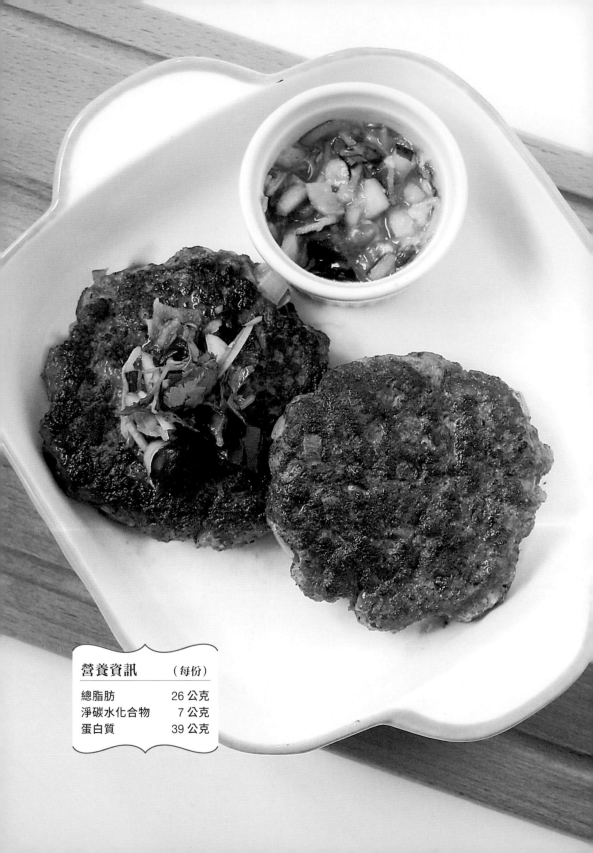

營養資訊 （每份）

總脂肪　　　　　26 公克
淨碳水化合物　　　7 公克
蛋白質　　　　　39 公克

酪梨醬漢堡肉餅

BURGER PATTY WITH GUACAMOLE

▶ 4份（每份1個漢堡）◀

食材

漢堡

1 磅碎牛肉

2 湯匙酪梨油，分次使用

1 湯匙椰子胺基調味醬油

1 顆蛋，輕輕打散

¼ 杯杏仁粉

1 顆小洋蔥，切碎

3 瓣蒜頭，磨碎

1 茶匙海鹽

1 茶匙現磨黑胡椒粉

酪梨醬

½ 顆小紅洋蔥，大致切碎

1 根小墨西哥辣椒，去籽，大致切碎

1 顆成熟的大蕃茄，大致切碎

½ 杯芫荽

2 顆酪梨，去核去皮

1 萊姆，切成楔形

海鹽少許

製作方法

❶ 將所有漢堡食材放入大碗中混合（只需保留1湯匙酪梨油）。

❷ 用乾淨的手將漢堡的所有食材徹底混合，然後靜置一旁，以便在準備酪梨醬的同時可以入味。

❸ 將洋蔥、墨西哥辣椒、蕃茄和芫荽放入食物處理機中，攪拌至混合物大致成丁狀。將混合物與酪梨一起放入一個大碗。

❹ 用叉子將酪梨和洋蔥混合物搗碎，直到你喜歡的濃稠度——厚實、光滑或介於兩者之間。

❺ 擠入一點萊姆汁拌勻，加鹽調味後靜置一旁，準備料理漢堡肉。

❻ 將預留的一湯匙油放入大鑄鐵煎鍋中，以中大火加熱。當鑄鐵鍋加熱時，將漢堡肉分成4個肉餅。一旦油面出現油紋，將漢堡放入煎鍋中，每面煎4到5分鐘，或直到你喜歡的熟度。

❼ 在漢堡上放一大勺酪梨醬和一片萊姆即可享用。

香草奇亞籽布丁
配莓果和巧克力 (v)

VANILLA BEAN CHIA PUDDING
WITH BERRIES AND CHOCOLATE (V)

4份（每份 ½ 杯）

食材

2 杯全脂椰奶

2 茶匙香草莢醬或香草精

¼ 杯奇亞籽

少許鹽

上層配料

2 杯自選新鮮莓果

4 盎司純素 70% 黑巧克力

製作方法

❶ 將奇亞籽布丁所有的食材放入中型攪拌碗中混合均勻，蓋上蓋子放入冰箱冷藏。過了 30 分鐘後，每 10 分鐘攪拌一次布丁，以便讓奇亞籽在布丁凝固時均勻分布。

❷ 讓布丁在冰箱冷藏至少 2 小時或隔夜，使其變成凝膠狀。

❸ 在布丁上撒上自選的漿果。最後，可以在每份布丁灑上碎黑巧克力即可享用。

營養資訊	（每份）
總脂肪	12 公克
淨碳水化合物	14 公克
蛋白質	4 公克

鮪魚沙拉鑲酪梨

TUNA SALAD - STUFFED AVOCADO

4份（每份半顆酪梨）

食材

2 罐 4 盎司油裝鮪魚罐頭

¼ 杯生酮蛋黃醬

1 顆檸檬，榨汁和檸檬碎皮

1 顆中型紅蔥頭，切碎

2 湯匙新鮮蒔蘿，切碎

海鹽少許

現磨黑胡椒粉少許

2 顆大酪梨，去核對切，帶皮

2 杯發酵蔬菜，如醃小黃瓜、泡菜或醃高麗菜絲等

製作方法

❶ 將前面 5 種食材放入中型攪拌碗，用叉子將鮪魚壓成薄片，並與其他食材充分混合均勻，加入鹽和胡椒調味。

❷ 將鮪魚沙拉平分在 4 份對切的酪梨中，每顆酪梨旁邊放上 ½ 杯發酵蔬菜。

營養資訊	（每份）
總脂肪	23 公克
淨碳水化合物	3 公克
蛋白質	6 公克

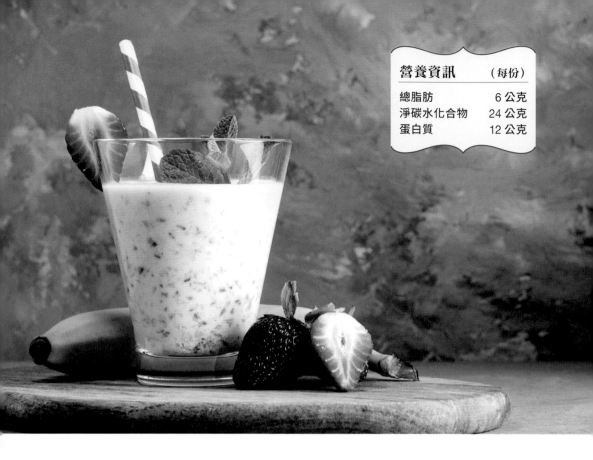

草莓薄荷克菲爾果昔 (V)

STRAWBERRY MINT KEFIR SMOOTHIE (V)

4份（每份12盎司）

食材

4 杯原味克菲爾奶

2 杯冷凍草莓

1 杯冷凍香蕉

8～10 片新鮮薄荷葉

2 湯匙大麻籽

2 湯匙奇亞籽

製作方法

❶ 將所有食材放入大型攪拌機中混合均勻，呈光滑狀即可食用。

❷ 如果你的攪拌機容量太小，無法容納 4 份，你可以分 2 次製作。

蒜香蘋果醋菠菜水煮蛋

GARLICKY CIDER SPINACH WITH JAMMY EGGS

▶ 4份（每份1杯）◀

食材

8 顆蛋

2 湯匙印度酥油

6 瓣蒜頭，切碎

8 杯菠菜

2 湯匙蘋果醋

海鹽少許

現磨黑胡椒粉少許

製作方法

❶ 將一大鍋水以高溫煮沸後，轉中火使水慢慢沸騰。

❷ 用漏杓輕輕將蛋放入水中，煮 7 至 7 分半鐘。當在煮蛋時，準備一個大碗裝滿冰水。

❸ 將煮熟的蛋立即放入冰水中，以防止進一步熟透，同時準備料理菠菜。

❹ 在大炒鍋中以中大火加熱印度酥油。一旦油溫變高，放入大蒜爆香 30 秒，然後加入菠菜和醋拌炒，直到菠菜變軟，葉子釋放出的水分減少一半後關火，用鹽和胡椒調味。

❺ 將冷卻好的蛋去殼對切，用少許鹽調味。

❻ 將菠菜分裝 4 個碗，每個碗上放 2 顆雞蛋（4 份半顆）。

營養資訊	（每份）
總脂肪	15 公克
淨碳水化合物	3 公克
蛋白質	13 公克

281

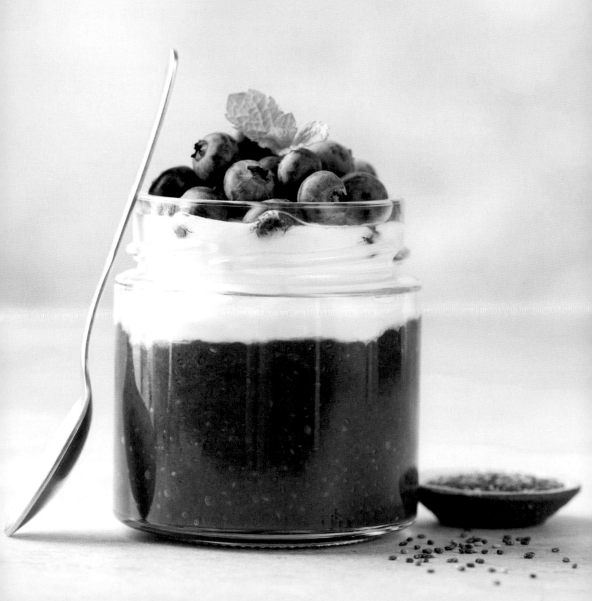

營養資訊	（每份）
總脂肪	9公克
淨碳水化合物	6公克
蛋白質	3公克

椰子可可奇亞籽布丁 (V)

COCONUT CACAO CHIA PUDDING (V)

大約4½杯（13份，每份⅓杯）

食材

3 杯椰奶

⅔ 杯奇亞籽

½ 杯原味可可粉

1 茶匙香草精

½ 茶匙海鹽

1 茶匙肉桂粉（自選）

⅓ 杯楓糖漿（自選）

製作方法

❶ 將所有食材，包括肉桂和楓糖漿（如果有）放入大攪拌碗中，攪拌均勻至完全融合。

❷ 放入冰箱冷藏至少 3 小時至隔夜。目標是使混合物具有布丁般的濃稠度並完全冷卻。

❸ 吃不完的布丁可冷藏保存 2 到 3 天，不過新鮮時最好吃。

❹ 冷藏後立即享用。

食用前建議

食用前可以在布丁上放入椰子優格、生杏仁、覆盆子、藍莓、椰絲和切碎的薄荷葉。

南瓜香料抹醬 (V)

PUMPKIN SPICE SPREAD (V)

2½ 杯（20份，每份2湯匙）

食材

1 杯生南瓜籽

1 杯杏仁粉

¾ 杯南瓜泥

½ 杯南瓜籽油（適量，增加濃稠度）

1 湯匙檸檬汁

2 茶匙肉桂粉

1 茶匙小豆蔻粉

2 湯匙外加 1 茶匙蜂蜜

½ 茶匙丁香粉

現磨肉豆蔻粉

1 杯青蘋果，磨碎

製作方法

❶ 將南瓜籽放入強力攪拌機中，攪拌至成細粉狀。

❷ 加入剩餘的食材，攪拌至想要的濃稠度。

❸ 將抹醬倒入玻璃罐，放入冰箱冷藏可保存 5 到 7 天。

提示和技巧

如果抹醬太濃厚，可以添加少量杏仁奶。如果太稀，可添加更多杏仁粉。

營養資訊	（每份）
總脂肪	25 公克
淨碳水化合物	3 公克
蛋白質	2 公克

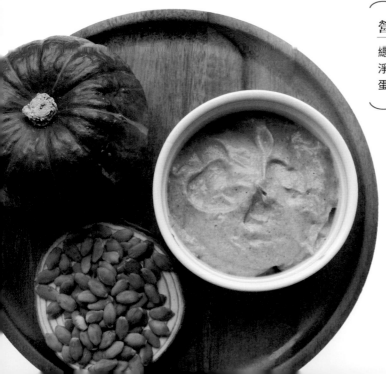

基礎牛骨湯

BASIC BEEF BONE BROTH

6～8杯（每份大約1杯）

食材

2磅草飼牛骨

2根有機薑黃塊莖，切成大塊

3瓣有機蒜頭，去皮

1顆中型洋蔥，切成大立方塊

2湯匙蘋果醋

製作方法

❶ 將骨頭洗淨，放入慢燉鍋的底部。

❷ 將薑黃塊、整瓣大蒜和洋蔥放在骨頭上。

❸ 在慢燉鍋中加滿水，然後加入蘋果醋。

❹ 第一個小時用中高溫加熱。定期觀察加熱開始可能出現的泡沫。如有泡沫形成，將其撈起。

❺ 1小時後，將溫度調低，讓高湯燉煮48小時後即可食用。

提示和技巧

骨頭的品質是這道美味肉湯最重要的元素之一。如果你用雞骨頭，那麼你需要2到3隻雞的骨頭，雞腳也是很好的選擇，因為可以燉出更有療效的膠質高湯。

營養資訊 （每份）

總脂肪	14公克
淨碳水化合物	0公克
蛋白質	18公克

後記

　　告訴你一個小秘密，一開始我並沒有打算成為斷食專家。事實上，早年我在本科學習，我想成為一名記者。然後，我選修了解剖學，從此對人體產生濃厚的興趣。我了解得越多，就越驚訝於這個每天帶我們四處走動的美麗居所的設計竟是如此的巧妙。

　　許多醫生會告訴你，他們從患者身上學到了很多。我絕對舉雙手贊同。在過去26年裡，我的熱情始終來自於我所服務的人們，以及他們希望利用自己的生活方式作為治療工具的渴望。我記得在我職業生涯的早期，蘭妮來到我的辦公室，當時她年約40歲，她在婦產科進行常規乳房 X 光檢查，結果被診斷為轉移性乳腺癌。她被告知生命只剩下三個月。憑藉著堅持和毅力，她將三個月的預後轉變為11年，主要是透過改變自己的生活方式。我非常榮幸能夠與她共同走過這條康復之路，並親眼見證一個人的健康習慣在挑戰致命的預後有這麼大的影響力。在她去世前的幾個月，蘭妮問我對斷食的療效了解多少，那時的我對斷食一無所知。正是她對學習這種治療工具的好奇心激發了我長達十年對斷食研究的熱情。我希望她今天還活著，以便我可以向她分享我的經驗心得。蘭妮對社區服務充滿熱忱。當她知道自己的生活方式如何導致癌症，她開始教育社區中的每個人，她迫切希望其他人知道造成癌症的原因。在安寧關懷中心的最後幾個月，我問蘭妮如何傳遞她的訊息。她的回答是：「敏迪，健康不是必然的，除非人們願意付出努力。」在她去世的那天，我開始踏上向世人傳達健康訊息的使命。

　　隨著我對斷食越來越有信心，我也變得更大膽直言，社群媒體成為我向世界傳播斷食訊息的管道，我對大眾教育得越多，治癒的故事就越多。每週，我的社群平台上都會出現數千個斷食見證，這些故事深深觸動我的靈魂，並且持續證實斷食是任何人、任何地方都可以用於康復的工具。無論你有多少錢或有多少時間，斷食對你都有效。

在2020年3月，當新冠疫情首次爆發，我和許多人一樣震驚。不久，我從震驚轉為敬畏，因為全世界的人開始關注自己的健康，世界已準備好開展這項任務。當我鑽研那些揭示導致人們容易成為這種新病毒受害者的先進研究，**我發現，代謝健康不良是免疫系統受損的根本原因**。我堅信斷食是促進代謝健康的免費工具，如果我們有共識，相信健康、運作正常的免疫系統始於健康的代謝，那麼我們就可能在彷彿失控的世界中取回一些健康的主控權。然而，當我寫這本書時，這場疫情已流行將近兩年，卻幾乎沒有大篇幅報導關於我們對自己代謝狀況方面所該付起的責任。這讓我深感遺憾，因為此時此刻，我們需要為此負起更多個人的責任。

從許多的歷史經驗告訴我們，困境帶來進步。在1918年流感大流行過後，迎來的是「咆哮的20年代」榮景。在一場長達兩年的致命流行病和戰爭結束的悲傷中，出現了慶祝和團結的時刻。人們重新評估對他們來說重要的事情。孤立轉變為社交連結。這個時期的象徵主題之一是「新女性」，一個世界從未出現過的打破淑女形象、不受約束的女性版本。如今，在我們當前歷史的這一刻，我們已經準備好迎接新女性的重新出現。這一次，女性將被賦予權力，對自己的健康充滿信心而不是恐懼，不再只是全盤接受一體適用的生活方式。而且女性將團結起來，共同扶持彼此成長。現在是我們開闢新道路的時刻。但這需要你放下因節食失敗所帶來的罪惡感。你不可能帶著因不良生活方式而起的內疚感進入這種賦權狀態。在踏上健康旅程的下一個階段，你不能厭惡自己的身體。同時，當你在社群媒體上瀏覽其他女性的精彩分享，你不要將自己與她們進行比較。**身為女性，是時候我們要彼此扶持，創造相互提攜的社群，意識到合作而不是競爭，這才是我們最閃耀的時候。**

　　《月經週期斷食療法》將成為這個新時代女性崛起的重要一部分。隨著越來越多女性使用本書中提出的原則，你將看到一個女性因健康與彼此關懷而團結在一起的世界。我知道斷食可以在不花一毛錢的情況下，大幅改善女性的新陳代謝健康。我夢想有一天，女性社群一起斷食，不僅是為了改善健康，也是為了彼此在心靈和情感上的連結。現在是我們的時代，我們不必再遵守舊規則，我們可以創造出世界前所未見的新事物。為這個賦權的新世代感到自豪，這將是你成長的起點，並且支持其他女性與你同行。我們將在愛中一起崛起，彼此關懷，擁有健康的身心。我很樂意在這段旅程與大家同行，衷心感謝大家。

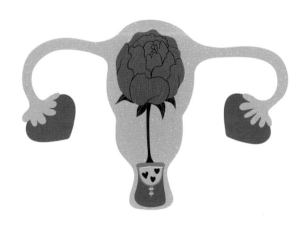

附錄 A

最常使用的斷食術語

在本書中，可能有很多術語對你來說很陌生。一開始，這些術語可能令你困惑，但是當你學習月經週期斷食療法，你會發現世界各地的斷食者經常提到這些術語，因此熟悉這些術語對你有所幫助。

細胞凋亡：這是一種自然過程的細胞死亡，是生物體生長或發育正常且受控制的部分。

細胞自噬：這是細胞的一種自然調節機制，用來去除不必要或功能異常的細胞組織，讓細胞組織有序地分解和回收。當細胞感應到營養素流入減少，這種自我修復過程通常會啟動，發生時間大約是在斷食17個小時後，並在斷食72小時後達到高峰。

血糖：血液中循環的葡萄糖量。在空腹的狀態下，健康血糖值應在70至90 mg/dL（毫克／每分升）之間。

復食（打破斷食）：常用的術語，用來指稱會提高血糖的食物或飲料，從而關閉自我修復的機制，並讓你脫離斷食的狀態。

進食時間窗口：你在一天24小時中的進食時間階段。通常，是以你的血糖升高為標準。

斷食時間窗口：你在一天24小時中不進食的時間階段。任何使血糖升高的食物或飲料都會讓你脫離斷食時間窗口。大多數斷食時間窗口長達13個小時以上。

適應脂肪：指身體在缺乏食物，特別是碳水化合物的情況下所利用的能量系統。酮體是身體正從適應脂肪的狀態下運作的信號。

脂肪燃燒器：以脂肪作為燃料的能量系統。

胰島素阻抗：指一個人對胰島素的反應程度降低，從而影響葡萄糖進入細胞的能力。

間歇性斷食：13至15小時不進食。

酮體：這是一個指標，代表你的肝臟現在正在燃燒脂肪而非糖以獲得能量。健康的酮體範圍通常為0.5 ～ 6.0 mmol/L（毫莫耳／每公升）。

生酮狀態：當身體沒有足夠的碳水化合物來燃燒以產生能量的過程。取而代之，它會燃燒脂肪並產生酮體作為能量。

代謝靈活性：這個術語用來表示你能夠在糖燃燒器和脂肪燃燒器之間輕鬆切換的能力。

代謝切換：指身體在糖燃燒和脂肪燃燒能量系統之間來回切換的能力。

粒線體：粒線體是細胞內為你提供能量（稱為ATP）的部分，它被雙層脂膜包覆，並可以產生用於解毒的穀胱甘肽。

mTOR：是一種細胞信號傳遞途徑，當細胞內胺基酸和胰島素水平增加時會被觸發。通常是由於大量蛋白質的流入而引起的。一旦受到刺激，mTOR 路徑會促進細胞生長。

OMAD：斷食者常用的術語，One Meal A day 的縮寫，代表每天只吃一餐。

蛋白質合成：這是身體必要的一個自然過程，用於執行日常功能、產生酶和建立結構。為了促進這個過程，身體需要從飲食中獲取必需胺基酸。

儲存糖：儲存在肝臟、脂肪、大腦和眼睛等組織中的葡萄糖量。儲存的糖量無法實際測量得知。

糖燃燒器：燃燒食物中的燃料能量系統，主要是碳水化合物，特別是以葡萄糖作為燃料。

清水斷食：只喝水的斷食。大多數的清水斷食進行長達三天或更長的時間。

附錄 B

食物清單

有意識地選擇有助於荷爾蒙健康的食物一開始可能會很棘手。由於文化的關係，我們已經習慣根據味蕾的喜好來選擇食物。為了幫助你專注於用最好的食物滋養身體，我將以下列表細分為支持荷爾蒙、微生物基因體和肝臟，以及幫助增強肌肉的食物。

當你閱讀這份清單，請牢記以下幾點。首先，這是一個起點，讓你了解哪些食物有助於健康。當你學習更多如何制定個人化的斷食生活方式，你可能會發現一些新的食物，但沒有關係，這份清單的目的是在幫助你了解大致的方向。其次，你會發現某些食物與多項類別重疊，這意味著這些食物在荷爾蒙方面具有超強的療效。例如抱子甘藍和綠花椰菜等十字花科蔬菜對雌激素、黃體素以及腸道和肝臟健康非常有益。你可以整個月隨時吃這些蔬菜。第三，由於殺蟲劑是已知的內分泌干擾物，對荷爾蒙會造成嚴重的影響，因此盡可能選擇有機，非基因改造和不含抗生素的食物。

最後，我想指出，這些食物清單都在我設計的「30天斷食重置方案」中的兩種飲食計畫中扮演重要的角色。在每個清單中，我都會註明這些食物屬於哪一個計畫。為了提醒你每個食物計畫內含的宏量營養素，以下是它們的概述。

請盡情嘗試這些美味的食物。別忘了試試看本書中收納的食譜，這些食譜讓許多食物變得更加美味。祝你有一個愉快的荷爾蒙滋養之旅！

益菌生酮飲食計畫

- 50公克淨碳水化合物
- 75公克蛋白質
- ＞60%的食物來自優質的脂肪

荷爾蒙飽餐飲食計畫

- 100～150公克淨碳水化合物
- 50公克蛋白質
- 根據需要攝取健康的脂肪

促進雌激素生成的食物

這些食物在益菌生酮飲食期間效果很好。你需要在兩個能量階段（月經週期的第1～10天和第16～19天）將飲食重點放在這些食物上。

～～～～～～～～～～～～～～～～～～～～～～～～～～～

種籽和堅果類

- 巴西堅果
- 杏仁
- 腰果
- 烤鹹花生
- 松子

- 南瓜籽
- 葵花籽
- 核桃
- 芝麻

豆類

- 豌豆
- 鷹嘴豆
- 大豆
- 利馬豆
- 角豆

- 腰豆
- 綠豆
- 斑豆
- 黑眼豌豆
- 小扁豆

水果和蔬菜

- 高麗菜
- 菠菜
- 豆芽
- 洋蔥
- 大蒜
- 櫛瓜

- 綠花椰菜
- 白花椰菜
- 草莓
- 藍莓
- 蔓越莓

~~~~~~

促進黃體素生成的食物

這些食物非常適合荷爾蒙飽餐飲食計畫。在蓬勃發展期和滋養期（分別為第11～15天和第20～30天），你要將飲食重點放在這些食物上。如果你的目標是減重，請確保這幾天保持淨碳水化合物攝取量在100公克左右。

~~~~~~

根莖類蔬菜

- 白馬鈴薯
- 紅馬鈴薯

- 茴香
- 南瓜

- 地瓜
- 山藥
- 甜菜
- 蕪菁

- 胡桃南瓜
- 橡子南瓜
- 蜜堅果南瓜
- 金線瓜

十字花科蔬菜

- 抱子甘藍
- 白花椰菜

- 綠花椰菜

熱帶水果

- 香蕉
- 芒果

- 木瓜

柑橘類水果

- 柳橙
- 葡萄柚

- 檸檬
- 萊姆

種籽類

- 葵花籽
- 亞麻仁籽

- 芝麻

豆類

- 鷹嘴豆
- 腰豆

- 黑豆

3Ps（益生菌、益生元和多酚食物）以及帶苦味的食物，在整個週期中都非常有用，但它們在蓬勃發展期（週期的第11～15天）尤其重要。

富含益生菌的食物

- 酸菜
- 泡菜
- 醃酸黃瓜
- 優格
- 克菲爾

富含多酚的食物

- 綠花椰菜
- 紅蔥頭
- 抱子甘藍
- 巴西里
- 朝鮮薊心
- 橄欖
- 紅酒
- 黑巧克力

富含益生元食物

- 菊苣根
- 蒟蒻根
- 牛蒡根
- 洋蔥
- 菊芋（Jerusalem artichokes）
- 大蒜
- 韭蔥
- 蒲公英根
- 蘆筍
- 紅腰豆
- 鷹嘴豆
- 豌豆
- 腰果
- 開心果
- 鷹嘴豆泥

有益肝臟健康的苦味食物

- 芝麻菜
- 咖啡
- 蒔蘿
- 蒲公英葉菜
- 菊芋
- 抱子甘藍
- 茄子
- 番紅花
- 羽衣甘藍
- 芝麻籽
- 薑黃
- 生薑
- 柑橘，如檸檬、萊姆和葡萄柚
- 薄荷
- 綠茶

優質健康的脂肪

優質脂肪在整個月經週期中都很重要，因此隨時可以放心吃這些食物。你會發現優質脂肪在益菌生酮飲食日特別有幫助，由於碳水化合物含量較低，飢餓感可能會出現。請記住，優質脂肪有助於抑制飢餓，因此當你的大腦渴望更多食物時，請選擇這些美味的脂肪。

- 橄欖油
- 酪梨油
- 椰子油
- MCT 油
- 芝麻油
- 亞麻仁油
- 黑種草籽油
- 芫荽油
- 酪梨
- 橄欖
- 椰子
- 生堅果醬
- 草飼乳製品
- 草飼奶油

促進肌肉生長的食物

將這些蛋白質融入整個月的飲食中有助於促進肌肉生長。請記住，隨著年齡的增長，肌肉對胺基酸營養素的敏感度會降低。如果你想鍛煉更多的肌肉，請確保一餐攝取至少25公克的蛋白質，以刺激肌肉對胺基酸的敏感度。

- 藜麥
- 雞蛋
- 火雞肉
- 雞肉
- 茅屋起司
- 蘑菇

- 魚
- 貝類
- 紅肉如羊肉和牛肉
- 豬肉
- 奇亞籽
- 豆腐

附錄 C

有助於特定情況的斷食方案

多年來，我的患者使用各種斷食生活方式，並見證許多成功的經驗。以下是我經過驗證的斷食方案。如果你正在為以下的任何健康問題煩惱，我強烈建議你先進行「30天斷食重置方案」，以獲得月經週期斷食療法的基本體驗。之後，你可以選擇以下的方案。無論你選擇哪一種方案，最好讓你的醫生參與你的斷食旅程。

不孕症

女性不孕的原因有很多。事實上，在當今的世界中，每8名女性就有1人不孕。光是這項統計數據就令人生畏，因此你更要深入了解不孕的根本原因。在現代社會生活的女性，有著相似的習慣（例如整天吃東西，吃富含毒素的加工食品、速食、忽略睡眠或壓力、運動不足、忽略荷爾蒙的重要性），這導致許多女性陷入一種症狀：胰島素阻抗。

為了使你的性荷爾蒙正常運作，你需要對胰島素保持敏銳。只要你處於胰島素阻抗的狀態，你的性荷爾蒙就會受到影響。我知道我一直不斷重覆提及這個觀點，但這是我希望你能理解的重點。我看到女性花數千美元進行人工試管嬰兒療程，卻沒有踏出免費的第一步——改變自己的生活方式。沒有什麼比斷食生活方式更能改善胰島素阻抗的問題。

這種斷食方案是出於必要而建立的。我的一些患者都有不孕方面的問題,所以我想制定一種斷食生活方式,幫助她們平衡胰島素和增強性荷爾蒙。我知道幾個月的斷食和飲食改變對她們會有幫助。這種斷食方案對於治療不孕症非常有效,現在這已經成為我的首選建議,提供給那些想以生活方式解決不孕症的女性。

兩個月針對不孕症的斷食方案

第一個月

第1～3天:15小時間歇性斷食(益菌生酮飲食)

第4～10天:17小時細胞自噬斷食(益菌生酮飲食)

第11～15天:13小時間歇性斷食(荷爾蒙飽餐飲食)

第16～19天:13小時間歇性斷食(益菌生酮飲食)

第20天～月經開始(到第28天):不斷食(荷爾蒙飽餐飲食)

第二個月

第1～5天:17小時細胞自噬斷食(益菌生酮飲食)

第6天:24小時腸道重置斷食(益菌生酮飲食)

第7～10天:17小時細胞自噬斷食(益菌生酮飲食)

第11～15天:13小時間歇性斷食(荷爾蒙飽餐飲食)

第16天～月經開始:不斷食(荷爾蒙飽餐飲食)

自體免疫性疾病:類風濕性關節炎、狼瘡、橋本氏症、多囊性卵巢症候群(PCOS)

當談到自體免疫性疾病,我們應該關注兩方面的健康:腸道和體內的毒素，這兩個是你感覺不舒服的核心原因。令人振奮的是，我們可以透過斷食生活方式來改善這兩種不平衡的問題。毒素和腸道失衡是所有自體免疫性疾病的根源，有兩種斷食會對你有很大的幫助：腸道重置（24小時）和細胞自噬（17小時）。這並不意味著整個月都進行這些斷食，但你一定要將它們放入每月的斷食規劃中。以下是一個為期一個月的斷食方案，有助於改善自體免疫性疾病。如果較長時間的斷食對你來說有困難，請務必在進行這種進階自體免疫性疾病方案之前先進行幾個月的30天斷食重置方案。

 ## 自體免疫性疾病的斷食方案

第1～5天：17小時細胞自噬斷食（益菌生酮飲食）

第6～7天：24小時腸道重置斷食（益菌生酮飲食）

第8～10天：17小時細胞自噬斷食（益菌生酮飲食）

第11～15天：15小時間歇性斷食（荷爾蒙飽餐飲食）

第16～17天：24小時腸道重置斷食（益菌生酮飲食）

第18～19天：17小時細胞自噬斷食（益菌生酮飲食）

第20天～月經開始：13小時間歇性斷食（荷爾蒙飽餐飲食）

甲狀腺疾病

當你考慮建立一種有助於改善甲狀腺問題的斷食生活方式，你需要考慮所有促使甲狀腺運作正常的器官健康。對於我們的內分泌腺，如甲狀腺，有一組器官負責協助生產、代謝和利用所需的荷爾蒙，使該腺體發揮作用，其中大腦、肝臟和腸道就是負責維持甲狀腺正常運作的主要器官。

當我提到「大腦」，你就要想到「細胞自噬」。對於所有甲狀腺問題，你可以盡量使用細胞自噬這個工具。正如你所學的，細胞自噬斷食最好在蓬勃發展期進行。在支持肝臟時，你需要攝取大量十字花科植物和苦味蔬菜等荷爾蒙飽餐飲食的食物。

甲狀腺疾病的斷食方案

第1 ～ 5天：15小時間歇性斷食（益菌生酮飲食）

第6 ～ 8天：17小時細胞自噬斷食（益菌生酮飲食）

第9 ～ 10天：24小時腸道重置斷食（益菌生酮飲食）

第11 ～ 15天：15小時間歇性斷食（荷爾蒙飽餐飲食）

第16 ～ 19天：17小時細胞自噬斷食（益菌生酮飲食）

第20天～月經開始：13小時間歇性斷食（荷爾蒙飽餐飲食）

慢性疲勞

就像我在這本書提到的許多症狀一樣，慢性疲勞可能有多種原因，但最常見的三個原因是細胞粒線體耗竭、腎上腺衰竭和EB病毒（人類皰疹病毒第四型）。我的慢性疲勞原因是後者。知道慢性疲勞的根源有很大的幫助，但如果你不確定原因，不用擔心，遵循以下的方案將有助於改變症狀。

粒線體是細胞中為你提供能量的部分，由於各種原因，它們可能會耗竭，但主要的原因是過多的毒素、食用劣質的油品，以及攝取高度精製的碳水化合物飲食。聽起來很熟悉嗎？沒錯，這就是標準的美國飲食。

如果你長期感到疲勞且需要整天進食，那麼你的粒線體很可能已經耗盡，好消息是你的粒線體可以透過酮體來修復，以下的方案有很大的助益。如果你確定自己是腎上腺疲勞，我建議你參考以下的腎上腺疲勞方案。最後，如果你進行過EB病毒檢測，知道自己體內的病毒量很高，那麼你要了解斷食的關鍵原則是阻止病毒複製，也就是讓細胞大部分時間透過脂肪燃燒的能量途徑。當你進行較長時間的斷食，低碳水化合物飲食是最好的選擇。你會發現這個方案中很多是屬於低碳水化合物的生活方式。

慢性疲勞的斷食方案

第1～3天：13小時間歇性斷食（益菌生酮飲食）

第4～6天：15小時間歇性斷食（益菌生酮飲食）

第7天：17小時細胞自噬斷食（益菌生酮飲食）

第8～9天：15小時間歇性斷食（益菌生酮飲食）

第10～15天：13小時間歇性斷食（荷爾蒙飽餐飲食）

第16～19天：15小時間歇性斷食（益菌生酮飲食）

第20天～月經開始：不斷食（荷爾蒙飽餐飲食）

第二型糖尿病

如果你是一位糖尿病患者，想要建立斷食的生活方式，首先我要強調，請確保你的醫生也參與其中。我有一個很棒的YouTube影片，名為「為什麼你的醫生要推薦間歇性斷食？」該影片有連結一項發表在《新英格蘭醫學》期刊上關於斷食最大的統合分析之一。我們希望你的醫生能夠加入你的斷食團隊，這樣你的健康狀況才會改善。

你可能已經知道，第二型糖尿病的根本原因是胰島素阻抗，這使得建立斷食生活方式更簡單。儘管代謝切換是我們不變的目標，但你需要更多時間進入脂肪燃燒系統。意味著監測血糖和胰島素水平是關鍵。你也會注意到，我在斷食方案中沒有放入荷爾蒙生成日，原因是你要遠離高碳水化合物。當你的血糖穩定後，你可以將蛋白質補充日改為荷爾蒙生成日，但在這之前，請確保要連續幾個月獲得健康的血糖指數。再次強調，你要讓醫生參與你的斷食計畫。

第二型糖尿病的斷食方案

第1～5天：13小時間歇性斷食（益菌生酮飲食）

第6～10天：15小時間歇性斷食（益菌生酮飲食）

第11～15天：13小時間歇性斷食（荷爾蒙飽餐飲食）

第16天：17小時細胞自噬斷食（益菌生酮飲食）

第17～19天：13小時間歇性斷食（益菌生酮飲食）

第20天～月經開始：不斷食（荷爾蒙飽餐飲食）

大腦健康：記憶力減退、抑鬱、焦慮

當你出現記憶空白，無論你是否可能患有阿茲海默症、失語症、難以集中注意力，或是某些記憶開始消失，斷食的生活方式對你都有幫助。如果你還不知道阿茲海默症被稱為大腦的糖尿病，那麼我想請你開始留意，因為胰島素阻抗是當今困擾人類的許多疾病的根源。這就是為什麼，首先也是最重要的是，我們必須學習如何維持胰島素正常的運作，而斷食可以幫助我們實現這個目標。

記憶問題的另一方面涉及毒素，特別是重金屬。重金屬會阻塞神經元末端的受體點，減慢大腦神經元之間的訊息傳輸，導致訊息中斷。重金屬存在於我們的環境中，土壤、空氣、水、食物、美容產品、清潔產品，甚至我們吃的魚中。當我看到阿茲海默症病例的流行，聽到50多歲和60多歲的人患上阿茲海默症的故事，我越來越相信斷食的生活方式可以大幅改善這種情況。

知道毒素和血糖、胰島素調節失常是許多記憶問題的根源後，我們就可以深入了解斷食原則。再次強調，由於胰島素失調，我想確保你盡可能保持在脂肪燃燒模式，同時利用細胞自噬原理清除大腦中功能失調的神經元。請別忘了酮體可以修復大腦，因此你需要體內生成大量的酮體，以加速大腦恢復正常的功能。

如果你有憂鬱或焦慮等情緒障礙，請放心，隨著酮體的增加，GABA、血清素和多巴胺等神經傳統物質也會增加。通常斷食時間越長，身體產生的酮體就越多。你會看到，該方案中有長達48小時的多巴胺斷食。同時請記住，礦物質是憂鬱症等情緒障礙的關鍵，因此增加礦物質補充品非常重要。

以下是有助於大腦健康的斷食方案。

記憶衰退的斷食方案

第1～5天：17小時細胞自噬斷食
第6～7天：48小時多巴胺斷食
第8～10天：15小時間歇性斷食
第11～15天：13小時間歇性斷食
第16～19天：17小時細胞自噬斷食
第20天～月經開始：13小時間歇性斷食

腎上腺疲勞

如果你有腎上腺疲勞的問題，我建議你放慢斷食的速度，這個方案我在斷食的時間上做了一些修改，所以請留意我在每次斷食旁邊標註的時間。對於腎上腺疲勞的人來說，建立斷食生活方式的另一個關鍵是確保增加攝取有益的脂肪。你需要穩定血糖使斷食更輕鬆。對於有腎上腺疲勞症的人而言，最糟糕的事情就是在斷食期間採取高碳水化合物、低脂肪的飲食，這將使斷食變得困難，甚至不可能做到。

另一個關鍵是你要漸進式進行斷食。以下的方案可能需要用6個月的時間慢慢完成，逐步讓你的身體切換至脂肪燃燒狀態。請記住，對於你來說，我們需要增加激效壓力，但不是太大的壓力。這就是為什麼我必須讓你慢慢適應之前提及的某些食物和斷食方式，所以請密切留意你需要做的特殊調整。

腎上腺疲勞的斷食方案

第1～10天：10小時間歇性斷食（預先重置）
第11～15天：不斷食（荷爾蒙飽餐飲食）
第16～19天：13小時間歇性斷食（預先重置）
第20～28天：不斷食（荷爾蒙飽餐飲食）

免疫系統

如果你需要徹底重置免疫系統，那麼你需要進行為期3天的清水斷食。這是最適合全面重置免疫系統最佳的斷食法。我必須強調，如果你真的選擇進行為期3天的清水斷食，那麼你一定要採取兩項預防措施。首先確保你有測量血糖和酮體的讀數儀。你需要知道自己的數據，以確保在安全的範圍內。第二是在你要在能量高峰期進行為期 3 天的清水斷食。如果你懷疑自己的黃體素可能較低，那麼我會建議你選擇第一個能量高峰期進行，以免進一步降低黃體素水平。

　　我喜歡用於強化免疫系統的另一種斷食是細胞自噬斷食。這種斷食法有助於提高你的細胞效能，其中一個關鍵是它們可以殺死細胞內的病原體，包括病毒、細菌和真菌。如果你比往常更容易感冒，擔心疫情的病毒，或者只是想預防一般感冒，那麼請確保在每月的週期中加入更多的細胞自噬斷食。

免疫系統重置的斷食方案

第 1 ～ 5 天：17 小時細胞自噬斷食（益菌生酮飲食）

第 6 ～ 9 天：72 小時（3 天）清水斷食

第 10 天：透過四個步驟進行復食

第 11 ～ 15 天：17 小時細胞自噬斷食（益菌生酮飲食）

第 16 ～ 18 天：24 小時腸道重置斷食（益菌生酮飲食）

第 19 天～月經開始：15 小時間歇性斷食（荷爾蒙飽餐飲食）

特別感謝

寫書的過程不只是一個人的旅程。當一個點子在作者腦海中乍現，這是源自於無數次的交流、生活經驗的累積、數小時的深入研究，以及渴望為當今世界面臨的挑戰帶來一線曙光。

當我坐在這裡仔細想想要感謝哪些人，我意識到這本書實際上是集結一群人的想法和夢想，共同促成這本書問世。

首先，我要感謝所有強大的女性，她們的能量影響我對荷爾蒙和斷食的看法。當我開始向世界傳授斷食的奇妙之處，我們對於女性的斷食解答並不多，許多人湧入我的社群媒體平台尋找這些答案。對於數百萬觀看我的影片、提出問題、留下評論，並告訴我你們遇到的斷食障礙的女性，我由衷感謝。太多人感到迷惘，健康每況愈下。我非常感激，每當我在影片中要求你們留下評論、提問或分享你們的困境時，你們總是願意敞開心扉，分享你們的挫敗感，承認自己迫切想要找到一條專屬於自己的健康之路。每當我邀請你們挺身而出，分享自己成功的斷食經驗、激勵斷食新手，或提供鼓勵的話語，你們都義不容辭響應。我和我的團隊閱讀每一則訊息，回覆每一則評論，聽到你們在我的社群平台上留下的求助訊息，我打從心底為你們加油，這本書是為你們而寫的。

當新冠疫情來襲時，我很幸運能與瑪麗安・威廉森（Marianne Williamson）一起加入作家策劃小組。我們每兩週在 Zoom 上見面，通常會持續數小時，她將她的智慧傳授給我們。瑪麗安，你改變了我對作者責任的看法。你確實是這門藝術的大師，我感到非常幸運有機會一睹你的寫作魔法。

　　這本書在我遇到我的文學經紀人史蒂芬妮‧塔德（Stephanie Tade）的那一天才真正化為現實。我心中有一個使命，史蒂芬妮看到了，感謝你如此清晰地看到我的願景，感謝你在過程中的耐心、智慧和指導。凱西‧哈克（Kathy Huck），你是一位傑出的編輯，我永遠感激你。你的智慧不僅使我成為一位更好的作家，而且你善於將我那些無可救藥的熱情想法轉化為流暢的句子。感謝 Hay House 團隊，尤其是梅洛迪‧蓋（Melody Guy），感謝你們看到女性在斷食書中需要的內容。能夠成為 Hay House 大家庭的一員，我感到備受支持和幸運，能和你們一起踏上這段旅程是我的榮幸。

　　在健康之路一起同行是一種非常親密的體驗，這需要許多信任、開放和接受自己的脆弱。許多年來，對於那些我親自指導的女性，感謝你們邀請我進入你們的生命，我知道治療常常讓人感覺像是一場沒有明確道路的動盪旅程，感謝你們對我的信任，能夠見證你們重獲新生是我最大的榮幸。

　　當我進行研究和撰寫這本書時，還有一些了不起的人進入了我的世界。傑西，在遇到你之前，我從沒想過我會對斷食這麼投入。感謝你激發國際斷食日的想法，感謝你對我的斷食使命不遺餘力的支持。對女性賦權的熱情，以及向世人展現幸福人生的樣貌。凱特，非常感謝你在我們初識時就看到我為人類服務的真心。你的感染力和對數百萬追隨者的承諾深深觸動了我，我們擁有共同的使命感。莉安，我從未見過比你更致力於健康之旅的人，你願意「全力以赴」的態度激勵了我，讓我更深入尋找解決方案，不僅是為了你，也是為了所有的女性。能夠在你的康復之旅中與你同行是我的榮幸，你深深觸動我的靈魂，激勵我不斷研究，教導我敞開心扉的力量。

　　感謝我的優秀團隊，你們是實際執行，服務社群需求的幕後英雄，我由衷感謝你們。能夠與你們共事，為世界的健康事業貢獻一己之力，我感到無比榮幸。Jessica、Lynda、Debbie、Rachel、Paige、Eliza、Myta、Christiane、Andrea、Denise、Dana、Marisol和Isaac，感謝你們的努力付出，讓我將女性醫療保健的瘋狂願望化為現實。

　　非常感謝所有卓越的同事和導師，你們塑造了我對人體及其自癒能力的看法。對你們，我永遠心懷感激，透過你們分享的觀點、研究和哲學，在我的大腦中種下無數的「新生」神經元。特別感謝凱莉・瓊斯（Carrie Jones）博士，她在斷食週期的構想初期階段，無私地與我一同腦力激盪。

　　最後，感謝我的家人，你們是我的全部。說真的，只有在你們身邊，生活才有意義。菩提（Bodhi）和帕克斯（Pax），你們在生活中展現的深度讓我感動，這是超越言語無法形容的，成為你們的媽媽是我最大的榮幸。我親愛的丈夫瑟果亞（Sequoia），他是地球上最懂得聆聽我的人，沒有你我不可能完成這本書，謝謝你成為我的謬斯。

參考文獻

導言

1. Frederick K. Ho et al., "Changes over 15 Years in the Contribution of Adiposity and Smoking to Deaths in England and Scotland," BMC Public Health 21, no. 1 (February 11, 2021), https://doi.org/10.1186/s12889-021-10167-3.

2. Lancet Diabetes & Endocrinology, "Metabolic Health: A Priority for the Post-pandemic Era," Lancet Diabetes & Endocrinology 9, no. 4 (April 1, 2021): 189, https://doi.org/10.1016/s2213-8587(21)00058-9.

第一章：錯不在於你

1. National Center for Health Statistics. Health, United States, 2019: Table 26. Hyattsville, MD (2021). https://www.cdc.gov/nchs/data/hus/2019/026-508.pdf.

第二章：斷食的療癒力

1. Barry Joffe and Paul Zimmet, "The Thrifty Genotype in Type 2 Diabetes: An Unfinished Symphony Moving to Its Finale?" Endocrine 9, no. 2 (October 1998): 139–141, https://doi.org/10.1385/endo:9:2:139.

2. Philip C. Grammaticos and Aristidis Diamantis, "Useful Known and Unknown Views of the Father of Modern Medicine, Hippocrates and His Teacher Democritus," Hellenic Journal of Nuclear Medicine 11, no. 1 (January–April 2008): 2–4, https://pubmed.ncbi.nlm.nih.gov/18392218/.

3. Rafael de Cabo and Mark P. Mattson, "Effects of Intermittent Fasting on Health, Aging, and Disease," New England Journal of Medicine 381, no. 26 (December 26, 2019): 2541–2551, https://doi.org/10.1056/nejmra1905136.

4. University of Illinois at Chicago, "Daily Fasting Works for Weight Loss, Finds Report on 16:8 Diet," ScienceDaily (June 18, 2018), http://www.sciencedaily.com/releases/2018/06/180618113038.htm.

5. Michael J. Wilkinson et al., "Ten-Hour Time-Restricted Eating Reduces Weight, Blood Pressure, and Atherogenic Lipids in Patients with Metabolic Syndrome," Cell Metabolism 31, no. 1 (January 7, 2020): 92–104, https://doi.org/10.1016/j.cmet.2019.11.004.

6.   Douglas R. Green, Lorenzo Galluzzi, and Guido Kroemer, "Mitochondria and the Autophagy–Inflammation–Cell Death Axis in Organismal Aging," Science 333, no. 6046 (August 26, 2011): 1109–1112, https://doi.org/10.1126/science.1201940.

7.   Chaysavanh Manichanh et al., "Reshaping the Gut Microbiome with Bacterial Transplantation and Antibiotic Intake," Genome Research 20, no. 10 (October 2010): 1411–1419, https://doi.org/10.1101/gr.107987.110.

8.   Heidi Dutton et al., "Antibiotic Exposure and Risk of Weight Gain and Obesity:Protocol for a Systematic Review," Systematic Reviews 6, no. 169 (2017), https://doi.org/10.1186/s13643-017-0565-9.

9.   Peter J. Turnbaugh et al., "A Core Gut Microbiome in Obese and Lean Twins," Nature 457, no. 7228 (January 22, 2009): 480–484, https://doi.org/10.1038/nature07540.

10. Serguei O. Fetissov, "Role of the Gut Microbiota in Host Appetite Control:Bacterial Growth to Animal Feeding Behaviour," Nature Reviews Endocrinology13, no. 1 (January 2017): 11–25, https://doi.org/10.1038/nrendo.2016.150.

11. Guolin Li et al., "Intermittent Fasting Promotes White Adipose Browning andDecreases Obesity by Shaping the Gut Microbiota," Cell Metabolism 26, no. 4(October 3, 2017): 672–685, https://doi.org/10.1016/j.cmet.2017.08.019.

12. Pooneh Angoorani et al., "Gut Microbiota Modulation as a Possible MediatingMechanism for Fasting-Induced Alleviation of Metabolic Complications: A Systematic Review," Nutrition & Metabolism 18, no. 105 (2021), https://doi.org/10.1186/s12986-021-00635-3.

13. Anne Trafton, "Biologists Find a Way to Boost Intestinal Stem Cell Populations," MIT News, Massachusetts Institute of Technology (March 28, 2019), https://news.mit.edu/2019/reverse-aging-intestinal-stem-cell-0328.

14. Mehrdad Alirezaei et al., "Short-Term Fasting Induces Profound NeuronalAutophagy," Autophagy 6, no. 6 (August 16, 2010): 702–710, https://doi.org/10.4161/auto.6.6.12376.

15. Trafton, "Biologists Find a Way to Boost Intestinal Stem Cell Populations."

16. Cell Press, "Clinical Trial Shows Alternate-Day Fasting a Safe Alternative to Caloric Restriction," ScienceDaily (August 27, 2019), www.sciencedaily.com/releases/2019/08/190827111051.htm.

17. DOE/Brookhaven National Laboratory, "Food Restriction Increases Dopamine Receptors—Linked to Pleasure—in Rats," ScienceDaily (October 29, 2007),http://www.sciencedaily.com/releases/2007/10/071025091036.htm.

18. Suzanne Wu, "Fasting Triggers Stem Cell Regeneration of Damaged, Old Immune System," USC News (Chia Wei-Cheng et. al, "Prolonged Fasting Reduces IGF-1/PKA to Promote Hematopoietic-Stem-Cell-Based Regeneration and Reverse Immunosuppression," Cell Stem Cell 14, no. 6 [June 5, 2014]), https://news.usc.edu/63669/fasting-triggers-stem-cell-regeneration-of-damaged-old-immune-system/.

第三章：代謝切換：減重錯失的關鍵

1. Thomas N. Seyfried, "Cancer as a Mitochondrial Metabolic Disease," Frontiers in Cell and Developmental Biology 3 (July 7, 2015): 43, https://doi.org/10.3389/fcell.2015.00043.

2. Katsuyasu Kouda and Masayuki Iki, "Beneficial Effects of Mild Stress (Hormetic Effects): Dietary Restriction and Health," Journal of Physiological Anthropology 29, no. 4 (2010): 127–132, https://doi.org/10.2114/jpa2.29.127.

3. Samar H.K. Tareen et al., "Stratifying Cellular Metabolism during Weight Loss:An Interplay of Metabolism, Metabolic Flexibility and Inflammation," Scientific Reports 10, no. 1651 (2020), https://doi.org/10.1038/s41598-020-58358-z.

第四章：女性斷食之路

1. Bronwyn M. Graham and Mohammed R. Milad, "Blockade of Estrogen by Hormonal Contraceptives Impairs Fear Extinction in Female Rats and Women," Biological Psychiatry 73, no. 4 (February 15, 2013): 371–378, https://doi.org/10.1016/j.biopsych.2012.09.018.

第五章：建立獨特的斷食生活方式

1. Sheldon Greenfield, Sherrie H. Kaplan, and John E. Ware, "Expanding Patient Involvement in Care," Annals of Internal Medicine 102, no. 4 (April 1985): 520–528, https://doi.org/10.7326/0003-4819-102-4-520.

2. C. Jane Nikles, Alexandra M. Clavarino, and Chris B. Del Mar, "Using N-of-1 Trials as a Clinical Tool to Improve Prescribing," British Journal of General Practice 55, no. 512 (March 2005): 175–180, https://bjgp.org/content/55/512/175.

第六章：有助於荷爾蒙的食物

1. Cameron Faustman et al., "Ten Years Post-GAO Assessment, FDA Remains Uninformed of Potentially Harmful GRAS Substances in Foods," Critical Reviews in Food Science and Nutrition 61, no. 8 (2021): 1260–1268, https://doi.org/10.1080/10408398.2020.1756217.

2. David Andrews, "Synthetic Ingredients in Natural Flavors and Natural Flavors in Artificial Flavors," EWG (Environmental Working Group), https://www.ewg.org/foodscores/content/natural-vs-artificial-flavors/.

3. Kamal Niaz, Elizabeta Zaplatic, and Jonathan Spoor, "Extensive Use of Monosodium Glutamate: A Threat to Public Health?" EXCLI Journal 17 (March 19, 2018): 273–278, https://doi.org/10.17179/excli2018-1092.

4. "Acrylamide and Cancer Risk," National Cancer Institute, accessed April 26, 2022,https://www.cancer.gov/about-cancer/causes-prevention/risk/diet/acrylamide-fact-sheet.

5. National Institutes of Health, "Women's Cholesterol Levels Vary with Phase of Menstrual Cycle" (August 10, 2010), https://www.nih.gov/news-events/news-releases/womens-cholesterol-levels-vary-phase-menstrual-cycle.

6. Sarah J. Nechuta et al., "Soy Food Intake after Diagnosis of Breast Cancer and Survival: An In-Depth Analysis of Combined Evidence from Cohort Studies of US and Chinese Women," American Journal of Clinical Nutrition 96, no. 1 (July 2012): 123–132, https://doi.org/10.3945/ajcn.112.035972.

7. Elena Volpi et al., "Is the Optimal Level of Protein Intake for Older Adults Greater than the Recommended Dietary Allowance?" Journals of Gerontology Series A: Biological Sciences and Medical Sciences 68, no. 6 (June 2013): 677–681, https://doi.org/10.1093/gerona/gls229.

8. Seo-Jin Yang et al., "Antioxidant and Immune-Enhancing Effects of Probiotic Lactobacillus plantarum 200655 Isolated from Kimchi," Food Science and Biotechnology 28, no. 2 (April 2019): 491–499, https://doi.org/10.1007/s10068-018-0473-3.

9. María García-Burgos et al., "New Perspectives in Fermented Dairy Products and Their Health Relevance," Journal of Functional Foods 72 (September 2020):104059, https://doi.org/10.1016/j.jff.2020.104059.

10.   Elizabeth I. Opara and Magali Chohan, "Culinary Herbs and Spices: Their Bioactive Properties, the Contribution of Polyphenols and the Challenges in Deducing Their True Health Benefits," International Journal of Molecular Sciences 15, no. 10 (October 22, 2014): 19183–19202, https://doi.org/10.3390/ijms151019183.

11.   Shakir Ali et al., "Eugenol-Rich Fraction of Syzygium aromaticum (Clove) Reverses Biochemical and Histopathological Changes in Liver Cirrhosis and Inhibits Hepatic Cell Proliferation," Journal of Cancer Prevention 19, no. 4 (December 2014): 288–300, https://doi.org/10.15430/jcp.2014.19.4.288.

12.   Joe Alcock, Carlo C. Maley, and C. Athena Aktipis, "Is Eating Behavior Manipulated by the Gastrointestinal Microbiota? Evolutionary Pressures and Potential Mechanisms," BioEssays 36, no. 10 (October 2014): 940–949, https://doi.org/10.1002/bies.201400071.

第九章：斷食後如何復食

1.   Brad Jon Schoenfeld and Alan Albert Aragon, "How Much Protein Can the Body Use in a Single Meal for Muscle-Building? Implications for Daily Protein Distribution," Journal of the International Society of Sports Nutrition 15 (February 27, 2018): 10, https://doi.org/10.1186/s12970-018-0215-1.

2.   Tibor I. Krisko et al., "Dissociation of Adaptive Thermogenesis from Glucose Homeostasis in Microbiome-Deficient Mice," Cell Metabolism 31, no. 3 (March 3,2020): 592–604, https://doi.org/10.1016/j.cmet.2020.01.012.

3.   Pamela M. Peeke et al., "Effect of Time Restricted Eating on Body Weight and Fasting Glucose in Participants with Obesity: Results of a Randomized, Controlled, Virtual Clinical Trial," Nutrition & Diabetes 11, no. 1 (January 15,2021): 6, https://doi.org/10.1038/s41387-021-00149-0.

第十章：輕鬆斷食的訣竅

1.   Fereidoun Azizi, "Effect of Dietary Composition on Fasting-Induced Changes in Serum Thyroid Hormones and Thyrotropin," Metabolism 27, no. 8 (August 1,1978): 935–942, https://doi.org/10.1016/0026-0495(78)90137-3.

參考書目

Alcock, Joe, Carlo C. Maley, and C. Athena Aktipis. "Is Eating Behavior Manipulated by the Gastrointestinal Microbiota? Evolutionary Pressures and Potential Mechanisms." BioEssays 36, no. 10 (October 2014): 940–49. https://doi.org/10.1002/bies.201400071.

Ali, Shakir, Ram Prasad, Amena Mahmood, Indusmita Routray, Tijjani Salihu Shinkafi, Kazim Sahin, and Omer Kucuk. "Eugenol-Rich Fraction of Syzygium aromaticum (Clove) Reverses Biochemical and Histopathological Changes in Liver Cirrhosis and Inhibits Hepatic Cell Proliferation." Journal of Cancer Prevention 19, no. 4 (December 2014): 288–300. https://doi.org/10.15430/jcp.2014.19.4.288.

Alirezaei, Mehrdad, Christopher C. Kemball, Claudia T. Flynn, Malcolm R. Wood, J. Lindsay Whitton, and William B. Kiosses. "Short-Term Fasting Induces Profound Neuronal Autophagy." Autophagy 6, no. 6 (August 16, 2010): 702–10. https://doi.org/10.4161/auto.6.6.12376.

Andrews, David. "Synthetic Ingredients in Natural Flavors and Natural Flavors in Artificial Flavors." EWG. Environmental Working Group. Accessed April 26, 2022. https://www.ewg.org/foodscores/content/natural-vs-artificial-flavors/.

Angoorani, Pooneh, Hanieh-Sadat Ejtahed, Shirin Hasani-Ranjbar, Seyed Davar Siadat, Ahmad Reza Soroush, and Bagher Larijani. "Gut Microbiota Modulation as a Possible Mediating Mechanism for Fasting-Induced Alleviation of Metabolic Complications: A Systematic Review." Nutrition & Metabolism 18, no. 105 (2021). https://doi.org/10.1186/s12986-021-00635-3.

Azizi, Fereidoun. "Effect of Dietary Composition on Fasting-Induced Changes in Serum Thyroid Hormones and Thyrotropin." Metabolism 27, no. 8 (August 1, 1978): 935–42. https://doi.org/10.1016/0026-0495(78)90137-3.

Cell Press. "Clinical Trial Shows Alternate-Day Fasting a Safe Alternative to Caloric Restriction." ScienceDaily (August 27, 2019). https://www.sciencedaily.com/releases/2019/08/190827111051.htm.

de Cabo, Rafael, and Mark P. Mattson. "Effects of Intermittent Fasting on Health, Aging, and Disease." New England Journal of Medicine 381, no. 26 (December 26, 2019): 2541–51.https://doi.org/10.1056/nejmra1905136.

DOE/Brookhaven National Laboratory. "Food Restriction Increases Dopamine Receptors—Linked to Pleasure—in Rats." ScienceDaily (October 29, 2007). https://www.sciencedaily.com/releases/2007/10/071025091036.htm.

Dutton, Heidi, Mary-Anne Doyle, C. Arianne Buchan, Shuhiba Mohammad, Kristi B. Adamo, Risa Shorr, and Dean A. Fergusson. "Antibiotic Exposure and Risk of Weight Gain and Obesity: Protocol for a Systematic Review." Systematic Reviews 6, no. 169 (2017).https://doi.org/10.1186/s13643-017-0565-9.

Faustman, Cameron, Daniel Aaron, Nicole Negowetti, and Emily Broad Leib. "Ten Years Post-GAO Assessment, FDA Remains Uninformed of Potentially Harmful GRAS Substances in Foods." Critical Reviews in Food Science and Nutrition 61, no. 8 (2021): 1260–68.https://doi.org/10.1080/1 0408398.2020.1756217.

Fetissov, Sergueï O. "Role of the Gut Microbiota in Host Appetite Control: Bacterial Growth to Animal Feeding Behaviour." Nature Reviews Endocrinology 13, no. 1(January 2017): 11–25. https://doi.org/10.1038/nrendo.2016.150.

García-Burgos, María, Jorge Moreno-Fernández, María J.M. Alférez, Javier Díaz-Castro, and Inmaculada López-Aliaga. "New Perspectives in Fermented Dairy Products and Their Health Relevance." Journal of Functional Foods 72 (September 2020): 104059.https://doi.org/10.1016/ j.jff.2020.104059.

Graham, Bronwyn M., and Mohammed R. Milad. "Blockade of Estrogen by Hormonal Contraceptives Impairs Fear Extinction in Female Rats and Women." Biological Psychiatry 73, no. 4 (February 15, 2013): 371–78. https://doi.org/10.1016/j.biopsych.2012.09.018.

Grammaticos, Philip C., and Aristidis Diamantis. "Useful Known and Unknown Views of the Father of Modern Medicine, Hippocrates and His Teacher Democritus." Hellenic Journal of Nuclear Medicine 11, no. 1 (January–April 2008): 2–4. https://pubmed.ncbi.nlm.nih.gov/18392218/.

Green, Douglas R., Lorenzo Galluzzi, and Guido Kroemer. "Mitochondria and the Autophagy–Inflammation–Cell Death Axis in Organismal Aging." Science 333, no.6046 (August 26, 2011): 1109–12. https://doi.org/10.1126/science.1201940.

Greenfield, Sheldon, Sherrie H. Kaplan, and John E. Ware. "Expanding Patient Involvement in Care." Annals of Internal Medicine 102, no. 4 (April 1, 1985): 520–28. https://doi. org/10.7326/0003-4819-102-4-520.

Ho, Frederick K., Carlos Celis-Morales, Fanny Petermann-Rocha, Solange Liliana Parra-Soto, James Lewsey, Daniel Mackay, and Jill P. Pell. "Changes over 15 Years in the Contribution of Adiposity and Smoking to Deaths in England and Scotland." BMC Public Health 21, no. 1 (February 11, 2021). https://doi.org/10.1186/s12889-021-10167-3.

Joffe, Barry, and Paul Zimmet. "The Thrifty Genotype in Type 2 Diabetes: An Unfinished Symphony Moving to Its Finale?" Endocrine 9, no. 2 (October 1998):139–41. https://doi. org/10.1385/endo:9:2:139.

Kouda, Katsuyasu, and Masayuki Iki. "Beneficial Effects of Mild Stress (Hormetic Effects): Dietary Restriction and Health." Journal of Physiological Anthropology 29, no.4 (2010): 127–32. https://doi.org/10.2114/jpa2.29.127.

Krisko, Tibor I., Hayley T. Nicholls, Curtis J. Bare, Corey D. Holman, Gregory G.Putzel, Robert S. Jansen, Natalie Sun, Kyu Y. Rhee, Alexander S. Banks, and David E. Cohen. "Dissociation of Adaptive Thermogenesis from Glucose Homeostasis in Microbiome-Deficient Mice." Cell Metabolism 31, no. 3 (March 3, 2020): 592–604.https://doi.org/10.1016/j.cmet.2020.01.012.

Lancet Diabetes & Endocrinology. "Metabolic Health: A Priority for the Post-pandemic Era." Lancet Diabetes & Endocrinology 9, no. 4 (April 1, 2021): 189. https://doi.org/10.1016/s2213-8587(21)00058-9.

Li, Guolin, Cen Xie, Siyu Lu, Robert G. Nichols, Yuan Tian, Licen Li, Daxeshkumar Patel, et al. "Intermittent Fasting Promotes White Adipose Browning and Decreases Obesity by Shaping the Gut Microbiota." Cell Metabolism 26, no. 4 (October 3, 2017): 672–85.https://doi.org/10.1016/j.cmet.2017.08.019.

Manichanh, Chaysavanh, Jens Reeder, Prudence Gibert, Encarna Varela, Marta Llopis, Maria Antolin, Roderic Guigo, Rob Knight, and Francisco Guarner. "Reshaping the Gut Microbiome with Bacterial Transplantation and Antibiotic Intake." Genome Research 20, no. 10 (October 2010): 1411–19. https://doi.org/10.1101/gr.107987.110.

National Cancer Institute. "Acrylamide and Cancer Risk." National Cancer Institute. Accessed April 26, 2022. https://www.cancer.gov/about-cancer/causes-prevention/risk/diet/acrylamide-fact-sheet.

National Institutes of Health. "Women's Cholesterol Levels Vary with Phase of Menstrual Cycle." U.S. Department of Health and Human Services (August 10, 2010). https://www.nih.gov/news-events/news-releases/womens-cholesterol-levels-vary-phase-menstrual-cycle.

Nechuta, Sarah J., Bette J. Caan, Wendy Y. Chen, Wei Lu, Zhi Chen, Marilyn L. Kwan, Shirley W. Flatt, et al. "Soy Food Intake after Diagnosis of Breast Cancer and Survival: An In-Depth Analysis of Combined Evidence from Cohort Studies of US and Chinese Women." American Journal of Clinical Nutrition 96, no. 1 (July 2012): 123–32. https://doi.org/10.3945/ajcn.112.035972.

Niaz, Kamal, Elizabeta Zaplatic, and Jonathan Spoor. "Extensive Use of Monosodium Glutamate: A Threat to Public Health?" EXCLI Journal 17 (March 19, 2018): 273–78. https://doi.org/10.17179/excli2018-1092.

Nikles, C. Jane, Alexandra M. Clavarino, and Chris B. Del Mar. "Using N-of-1 Trials as a Clinical Tool to Improve Prescribing." British Journal of General Practice 55, no. 512 (March 2005): 175–80. https://bjgp.org/content/55/512/175.

Opara, Elizabeth I., and Magali Chohan. "Culinary Herbs and Spices: Their Bioactive Properties, the Contribution of Polyphenols and the Challenges in Deducing Their True Health Benefits." International Journal of Molecular Sciences 15, no. 10 (October 22, 2014): 19183–202. https://doi.org/10.3390/ijms151019183.

Peeke, Pamela M., Frank L. Greenway, Sonja K. Billes, Dachuan Zhang, and Ken Fujioka. "Effect of Time Restricted Eating on Body Weight and Fasting Glucose in Participants with Obesity: Results of a Randomized, Controlled, Virtual Clinical Trial." Nutrition & Diabetes 11, no. 1 (January 15, 2021): 6. https://doi.org/10.1038/s41387-021-00149-0.

Schoenfeld, Brad Jon, and Alan Albert Aragon. "How Much Protein Can the Body Use in a Single Meal for Muscle-Building? Implications for Daily Protein

Distribution." Journal of the International Society of Sports Nutrition 15, no. 1 (2018):10. https://doi.org/10.1186/s12970-018-0215-1.

Seyfried, Thomas N. "Cancer as a Mitochondrial Metabolic Disease." Frontiers in Celland Developmental Biology 3 (July 7, 2015): 43. https://doi.org/10.3389/fcell.2015.00043.

Tareen, Samar H.K., Martina Kutmon, Theo M. de Kok, Edwin C. Mariman, Marleen A. van Baak, Chris T. Evelo, Michiel E. Adriaens, and Ilja C. W. Arts. "Stratifying Cellular Metabolism during Weight Loss: An Interplay of Metabolism, Metabolic Flexibility and Inflammation." Scientific Reports 10, no. 1651 (2020). https://doi.org/10.1038/s41598-020-58358-z.

Trafton, Annc. "Biologists Find a Way to Boost Intestinal Stem Cell Populations." MIT News, Massachusetts Institute of Technology (March 28, 2019). https://news.mit.edu/2019/reverse-aging-intestinal-stem-cell-0328.

Turnbaugh, Peter J., Micah Hamady, Tanya Yatsunenko, Brandi L. Cantarel, Alexis Duncan, Ruth E. Ley, Mitchell L. Sogin, et al. "A Core Gut Microbiome in Obese and Lean Twins." Nature 457, no. 7228 (January 22, 2009): 480–84. https://doi.org/10.1038/nature07540.

University of Illinois at Chicago. "Daily Fasting Works for Weight Loss, Finds Report on 16:8 Diet." ScienceDaily (June 18, 2018). https://www.sciencedaily.com/releases/2018/06/180618113038.htm.

Volpi, Elena, Wayne W. Campbell, Johanna T. Dwyer, Mary Ann Johnson, Gordon L.Jensen, John E. Morley, and Robert R. Wolfe. "Is the Optimal Level of Protein Intake for Older Adults Greater than the Recommended Dietary Allowance?" Journals o Gerontology Series A: Biological Sciences and Medical Sciences 68, no. 6 (June 2013):677–81. https://doi.org/10.1093/gerona/gls229.

Wilkinson, Michael J., Emily N. C. Manoogian, Adena Zadourian, Hannah Lo,Savannah Fakhouri, Azarin Shoghi, Xinran Wang, et al. "Ten-Hour Time-Restricted Eating Reduces Weight, Blood Pressure, and Atherogenic Lipids in Patients with Metabolic Syndrome." Cell Metabolism 31, no. 1 (January 7, 2020): 92–104. https://doi.org/10.1016/j.cmet.2019.11.004.

Wu, Suzanne. "Fasting Triggers Stem Cell Regeneration of Damaged, Old Immune System." USC News. Cell Stem Cell 14, no. 6 (June 5, 2014).https://news.usc.edu/63669/fasting-triggers-stem-cell-regeneration-of-damaged-old-immune-system/.

Yang, Seo-Jin, Ji-Eun Lee, Sung-Min Lim, Yu-Jin Kim, Na-Kyoung Lee, and Hyun-Dong Paik. "Antioxidant and Immune-Enhancing Effects of Probiotic Lactobacillus plantarum 200655 Isolated from Kimchi." Food Science and Biotechnology 28, no. 2(April 2019): 491–99. https://doi.org/10.1007/s10068-018-0473-3.

國家圖書館出版品預行編目(CIP)資料

月經週期斷食療法／敏迪・佩爾茲（Mindy Pelz）著作；
郭珍琪譯. -- 初版. -- 臺中市：晨星出版有限公司，2024.05
　　面；　　公分. --（健康與飲食；159）

譯自：Fast like a girl
ISBN 978-626-320-803-2（平裝）

1.CST: 婦女健康 2.CST: 斷食療法 3.CST: 月經週期

418.918　　　　　　　　　　　　　　　　113002847

健康與飲食 159

月經週期斷食療法

作者	敏迪・佩爾茲（DR.Mindy Pelz）
譯者	郭珍琪
主編	莊雅琦
編輯	張雅棋
料理影像	張雅棋、123RF
料理製作	蔡麗凰
網路編輯	黃嘉儀
美術排版	黃偵瑜
封面設計	張雅棋

可至線上填回函！

創辦人	陳銘民
發行所	晨星出版有限公司
	407台中市西屯區工業30路1號1樓
	TEL：(04) 23595820
	FAX：(04) 23550581
	health119 @morningstar.com.tw
	行政院新聞局局版台業字第2500號
法律顧問	陳思成律師
初版	西元2024年05月01日
讀者服務專線	TEL：(02) 23672044 /（04) 23595819#212
讀者傳真專線	FAX：(02) 23635741 /（04) 23595493
讀者專用信箱	service @morningstar.com.tw
網路書店	http://www.morningstar.com.tw
郵政劃撥	15060393（知己圖書股份有限公司）
印刷	上好印刷股份有限公司

定價 499 元
ISBN 978-626-320-803-2

FAST LIKE A GIRL
Copyright © 2022 Dr. Mindy Pelz
Originally published in 2022 by Hay House Inc.